CONSIDERATIONS
EN FAVEVR
DE LA
LANGVE FRANCOISE,
3
au fujet d'un livre intitulé

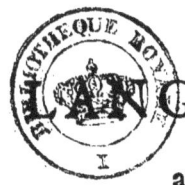

De monumentis publicis Latine infcribendis oratio habita
Parifiis vij. Cal. Decemb. anno CIƆIƆC. LXXVI. *In*
Collegio Claromontano foc. Jefu à Joanne LUCAS
ejufdem focietatis Sacerdote. Imprimé à Paris chez
Simon Benard 1677.

Du 8. de Juillet 1677.

L'Oraifon latine au fujet des Infcriptions publiques , que
l'on dit qu'il faut faire en latin, compofée & prononcée
à Paris au College de Clermont dés le 26. jour de l'année 1676.
par le R. Pere Jean Lucas de la Compagnie de Jefus , me vient
enfin de tomber heureufement entre les mains. Elle n'eftoit
point encore venuë à ma connoiffance jufques ici. Je l'ai luë
avec une avidité nompareille pour le grand defir que j'avois de
la lire. Apres, je l'ai reluë plus à loifir. Ce qu'il faut faire ainfi,
pour la bien entendre. Et , afin d'en dire mon fentiment, avec
une partie de ce que j'en penfe (car il n'eft pas neceffaire de tout
dire) je m'en expliquerai donc en cette forte.

Il n'y a pas lieu de douter que l'Autheur de cette piece
ne foit éloquent ; il l'eft certainement, ce qui paroift affez.
Ainfi je veux croire qu'il a facilement perfuadé un grand
nombre de fes Auditeurs , qui déja eftoient prefque tous
préoccupez en faveur de la langue Latine , ou comme Dif-
ciples d'un fi grand maiftre dans cette forte de litterature,
ou comme fortis depuis peu des Academies , où d'autres
ont enfeigné la mefme chofe. Et certes je ne m'étonne pas
fi cet Orateur en a reçeu beaucoup d'applaudiffements , il

A

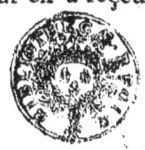

en a merité beaucoup, comme il eſt digne de grandes loüanges pour avoir entrepris la deffenſe d'une diſcipline qu'il devoit enſeigner. Cependant ce Pere eſt non ſeulement François, puis qu'il eſt de Normandie, d'où ſortent tant de beaux Eſprits; mais encore il eſt bon François, je veux dire, au ſujet dont je parle, qu'il eſt encore intelligent dans ſa propre langue, autant qu'il témoigne luy-meſme d'eſtre paſſionné pour la gloire & pour tous les intereſts du R O Y & de l'Eſtat.

Je luy demanderois donc volontiers s'il n'a point compoſé cet Ouvrage par forme d'exercitation, pour donner à ſes Auditeurs des marques de ſon bel Eſprit & de l'honneſteté de l'emploi où ſes Superieurs l'avoient deſtiné ? Où ſi tout ce qu'il contient eſt tellement ſerieux, ſelon ſa penſée, qu'il ſoit veritablement perſuadé que ce ſeroit une choſe injuſte de faire des Inſcriptions ſur les monuments publics à la gloire du R O Y, dans une autre langue que la Latine, dont la ſienne ne ſeroit pas digne ſeulement d'approcher, comme n'eſtant pas capable d'attaindre à l'immortalité ? L'appelleta-t-il *ſuivante, ſervante & populaire*, parce que le Peuple s'en ſert ? Le Peuple s'eſt auſſi ſervi en ſon temps, de la langue Latine.

Mais, dit-on, la langue Françoiſe ne ſçauroit vivre long-temps, parce que comme elle a changé pluſieurs fois, & qu'à peine eſt-elle reconnoiſſable de ce qu'elle eſtoit il y a ſoixante ou quatre vingt ans ; il eſt croyable auſſi qu'elle changera tellement dans la ſuite des Siécles, qu'on ne la reconnoiſtra plus. La langue Latine a changé de la meſme ſorte, & je ne comprens pas comment on dit ſi hardiment qu'elle eſt fixe : car cela n'eſt pas abſolument vrai, témoin la ſuite de tant de Siécles, qui s'en ſont ſervis avec tant de varieté, depuis qu'elle a fini. Mais, touchant l'avenir, eſt-il bien ſeur d'en répondre ? Car enfin rien n'eſt de permanent ſous le Soleil : Et en cela meſme, nous ne devons pas eſtre plus fins que l'ont eſté dans les Siécles paſſez, les Egyptiens, les Aſſyriens, les Hebreux, les Chaldéens, les Babyloniens, les Grecs & les Latins, qui tous ont écrit en leur langue, & qui n'ont pas regardé les choſes de ſi loin que le Pere Lucas, ou que ceux qui diſent que la langue Françoiſe, en l'eſtat meſme qu'elle eſt aujourd'huy, n'eſt qu'une étourdie, & une fole, & apres tout *une écorcheure de la langue Latine*, qui eſt une façon de parler qui n'a pas déplû à quelques-uns meſmes de l'Academie Françoiſe, dont ce Pere a parlé en tant de lieux, avec la civilité qui luy eſt duë, bien qu'il ne ſoit pas de ſon avis. Il y en a mefmes quelques-uns qui veulent que le Basque & le bas Breton foient preferables au François, parce qu'ils ne dérivent point d'autres langues, au lieu que le François vient du Latin, dont peut-eftre auffi a-t-il efté produit dans la fuite des Siécles, comme l'Efpagnol & l'Italien, qui fe font encore formez fur beaucoup d'autres Idiomes. Ce qui eft indubitable. Mais c'eft de la mefme forte que le Latin s'eft engendré non feulement du Grec, qui occupoit une bonne partie de l'Italie ; mais encore de beaucoup d'autres langues qui ont peri. C'eft ainfi que le Grec s'eft composé, & ainfi tous les autres langages, qui ont efté vivants fur la terre, a remonter jufques à celuy que la Nature univerfelle a fuggeré à tous les hommes, felon les climats divers, le genie de chacun d'eux, & les befoins les plus preffants. Sans mentir ceux qui font des comparaifons fi outrageufes, montrent bien que la Temerité porte leur raifonnement trop loin.

La France, comme toutes les autres Nations polies de l'Europe, a le langage de la Cour, & de toutes les Perfonnes de qualité qui fçavent bien parler. C'eft a ce langage là, où chacun de nous qui fe mefle d'écrire ou de parler en public, doit s'appliquer principalement pour n'eftre pas barbare dans fon propre païs; quelques-uns qui nous ont devancez, & plufieurs qui vivent encore en ufent de la forte. Delà vient que depuis que je fuis au monde, j'y ai vû un progrez fi confiderable, que je ne fçai pas mefme fi l'on peut fe promettre d'aller beaucoup plus loin.

Avec une telle pensée, comment fe peut-on difpencer de cultiver fa propre langue ? Et pourquoy veut-on preferer la mort à la vie ? Et les tenebres à la lumiere ? Cela eft-il de l'ingenuité de noftre Nation ? Et devons-nous avoir pour elle une Critique fi dure, fans effayer d'eftre plus ingenieux que l'on ne le fait pareftre pour fa gloire, quelque pretexte que l'on prenne à ce fujet là d'immortalifer celle du ROY pour fes grandes actions ? Sans mentir, c'eft bien s'y prendre que d'augurer la ruïne entiere de fa langue à la Pofterité ! ou de flétrir le luftre de tant de paroles fi juftes & fi belles qui fortent de fa bouche ! C'eft en ce fens, à mon avis, qu'il faut entendre ce que Ciceron écrit à Cefar, & qui refte dans un fragment de fes Epiftres. *Ad memoriam magis fpectare debet pofteritatis quam ad præfentis temporis gratiam.* Ce qui fe doit appliquer dans le fens, qu'il faut bien penfer aux chofes que l'on entreprend de faire, ou qui fe doivent dire : Et que fi l'on veut fe mefler d'écrire, que ce foit élegamment dans fa propre langue, & non pas au gouſt du peuple, ou de ceux qui n'y entendent rien.

A-t-on ſi grand peur que l'uſage de la langue Françoiſe ne durera pas long-temps? C'eſt avoir mauvaiſe opinion de la culture qui s'en fait tous les jours en plus d'un Lieu, par tant de perſonnes de diverſes conditions, qui ſçavent l'art d'écrire & de bien parler. D'ailleurs, ne ſent-on point la beauté naturelle de la langue Françoiſe? Et la juſteſſe de ſa formation n'eſt-elle point capable de toucher le cœur de tous ceux qui ont un peu de genie? Son harmonie par la varieté de ſes terminaiſons ſera-t-elle inutile? Et l'abondance de ſes termes, doit-elle donner ſujet de s'en plaindre dans le beſoin de les trouver, pour s'exprimer élegamment ſur toutes ſortes de matieres? Quels Autheurs de la langue Latine, s'ils connoiſſoient l'uſage où l'on s'eſt enfin arreſté pour bien écrire, ſe pourroient vanter d'avoir autant de clarté & de délicateſſe? Sans rien dire de cette délicieuſe harmonie dont je viens de parler, & de laquelle les Anciens n'ont point approché?

De quoy ſe met-on ſi fort en peine de la Poſterité, ſi ce n'eſt dans le deſſein que j'ai déja dit de faire de belles actions, de bien penſer aux choſes que l'on en veut dire, & de les exprimer élegamment, ſans y meſler trop de figures étudiées, ou plûtoſt ſans y rien negliger de tout ce qu'un beau naturel & toutes les connoiſſances acquiſes, pour l'art de bien parler, nous peuvent ſuggerer?

C'eſt à cela ſeul qu'il faut prendre garde à l'exemple de Ciceron, qui en uſoit ainſi de ſon temps, ſans aprehender, par le ſouvenir du paſſé, que trois ou quatre Siécles de ſuite dans l'avenir ſeroient capables d'aporter un tel changement aux manieres de parler, qu'on ne l'entendroit non plus que l'on entendoit de ſon temps les Vers des Saliens. En ce ſens là, ce Romain n'avoit pas tant de prévoyance que ceux, parmi nous, qui veulent s'abſtenir de faire des Inſcriptions en françois. Il ſongeoit ſeulement à bien parler le langage de ſon païs & de ſon temps. Et certes, comme je l'ai déja dit, qui pourroit répondre d'une Poſterité ſi éloignée de la façon que nous vivons? Toutes les choſes ne peuvent-elles pas eſtre bouleverſées? Et qui doute que les Empires n'ayent leurs Periodes, & que les Nations qui ſe déchirent n'apportent entre-elles des changements, qu'il eſt impoſſible de prévoir? Que ſont devenuës Ecbatane, Ninive & Carthage? Et que ſont devenuës en meſme-temps toutes les langues des plus fameuſes Nations? Les monuments qui nous en reſtent, ſont tellement déchirez, qu'à peine les reconnoiſt-on aujourd'huy parmi les ruines d'Alexandrie & de Memphis. Athenes, Lacede-mone & Megare ſont dans une déſolation terrible. Du temps de Ciceron plus ancien qu'Auguſte, ou du moins, qu'il ne vit point dans la gloire de ſon troſne, avec ſon éloquence tant admirée, ne nous euſt pû apprendre où avoient eſté baſties les Villes de Gabie, de Coras, de Fidenes & de Nomente : & comme ces Places avoient changé de ſituation, le langage auſſi des Sabins, des Samnites & des vieux Toſcans, n'euſt pas eſté reconnoiſſable.

Il faut donc regarder, principalement le regne ſous lequel nous vivons, il eſt riche, il eſt floriſſant. C'eſt à nous d'eſ-ſayer de contribuer encore à la gloire de la Nation, & de con-cevoir une douce opinion de la Poſterité, & ſur tout de la Poſterité éloignée, ou je ne ſçai pas ſi noſtre vanité peut pré-tendre juſques là, ni ſi cette langue morte, que l'on veut faire vivre dans les tenebres, peut s'aſſeurer ſi fort du bon-heur de l'immortalité. Qu'on nous perſuade que les Nations émuës feront la paix entre-elles : que cette paix future ſera de longue durée, & qu'en ſe déchirant impitoyablement, elles ſeront toûjours d'un meſme avis. La langue Grecque, & noſtre Latin meſme, pour lequel on s'enchante ſi fort avec peu de ſujet, n'ont pas toûjours eſté, & il eſt certain que tou-tes ces belles langues mortes & vivantes ne ſeront pas toû-jours. Les derniers Peuples du Nord, & tous ceux de l'Orient & de l'Affrique, s'en mettent-ils fort en peine ? Qui ſçait ſi les Nations de l'Amerique, dans la ſuite des Siécles, ſe polliſ-ſant dans les connoiſſances des Arts & des Sciences, ne vien-dront point nous envahir à leur tour ? Et ce qui ne ſe fait point en quatre ou cinq cent ans, ſe fera en cinq ou ſix mille, qui eſt encore bien peu de choſe, ou qui n'eſt rien du tout en comparaiſon de l'éternité. Mille ans ne ſont qu'un jour de-vant Dieu : & peut-eſtre que les Semaines de Daniel ſont compoſées de jours ſemblables. Les Peuples qui viendront un jour apres un certain nombre de Generations, ne ſeront pas vrai-ſemblablement plus habiles que nous : mais ils ne ſeront pas de noſtre avis.

D'une vuë auſſi étenduë que celle-là, concevons donc une penſée plus modeſte & plus raiſonnable : &, ſous pretexte d'une auſſi grande durée, c'eſt nous traiter bien mal que d'é-touffer toutes nos lumieres, & de priver en meſme temps ſa propre Nation des connoiſſances qu'il faudroit luy procurer.

C'eſt encore un abus inſuportable de luy préferer une douzaine d'Ecoliers Alemans ou Suedois qui voyagent en France, parce qu'ils n'entendent pas encore la langue du païs, afin de leur donner la joye ou l'intelligence de nos Inscriptions. Que ne leur donne-t-on plûtoſt ſujet d'apprendre le François ? C'eſt une pure moquerie de ſe l'imaginer ainſi. Et c'en eſt encore une plus grande de ſe porter d'ailleurs à une autre extremité, quand on nous dit que des Soldats ne s'occupent gueres l'eſprit de toutes ces choſes, ni de lire dans les Inscriptions publiques une partie des belles occaſions où ils ont eſté : cela pourroit bien eſtre vrai, comme il l'eſt encore à l'égard du petit peuple qui ne ſçait pas lire. Mais n'eſt-il queſtion que de ces ſortes de perſonnes ? Et tout le monde de bon ſens a-t-il appris le latin de l'Univerſité, pour entendre une choſe dont il pourroit bien juger ſi c'eſtoit dans une langue connuë, parce qu'il a de la politeſſe, & qu'il ſçait l'hiſtoire des temps ?

Quoy n'y aura-t-il que les Magiſtrats ſçavants, les Principaux Officiers de la Robe, les Profeſſeurs de l'Univerſité, & les perſonnes Eccleſiaſtiques qui auront le privilege d'entendre une choſe, dont bien ſouvent ils ſe ſoucient fort peu, parce que leur devoir ou leur pieté les occupe ailleurs ? Mais tous ceux-là ne font pas tout l'Eſtat : & de ces deux langues, ceux que je viens de marquer entendent pour le moins auſſi bien l'une que l'autre.

Quant à ce changement ſi prodigieux dont nous ſommes menacez, il n'eſt pas ſi fort à craindre qu'on nous le veut faire croire. Nous entendons bien encore le François des quatre derniers Siécles ſans celui-ci. Et s'il y a de ces temps-là des Inscriptions, qui paroiſſent ridicules, ce n'eſt pas tant à cauſe du vieux langage, que par un deſſein premedité de leur Autheur, ou par ſon ignorance extréme. Nous en avons bien de telles auſſi en latin qui ſe liſoient il y a quelque-temps en des lieux de pieté, leſquelles eſtoient d'un air ſi ridicule ou ſi peu ſerieux, qu'elles donnoient ſujet de les blaſmer plûtoſt que de les loüer, comme celle-ci.

    Frè Stephane gaude, quia vixiſti ſine fraude,
    Nomine, reque Minor, ſanċtis Conſors ut opinor,
    Corporis uranici, cujus Caro conditur icy.

Cela certainement eſt comique, & le vieux françois qui veut faire le plaiſant ne l'eſt gueres davantage.

D'ailleurs, que l'on voye un peu les Epitaphes latines qui ſe font faites pour mettre ſur les tombeaux de quelques hommes illuſtres de la Robe, qui ont vécu dans les derniers temps ;

les unes pour des Eglises de village, & les autres pour la ville ; le peuple n'y entend rien, & il y en a de pitoyables, sans en excepter plusieurs des Chanceliers de France, & des Presidents au Parlement, que je m'abstiendrai de raporter ici, parce que cela seroit ennuyeux, & dont quelques-unes aussi se peuvent lire dans le livre de Monsieur Blanchart & ailleurs, sans parler de celles de plusieurs Prelats qui sont écrites tout au long dans les Livres intitulez *Gallia Christiana*. Qui pourroit lire celle de la Reine Marguerite, qui se voit dans la grande Chapelle de l'Eglise des petits Augustins ? D'autres que l'on a voulu rendre plus conformes au goust des Anciens sont encore peu dignes de loüange, avec leur *Adsta viator*, comme si les tombeaux où se lisent ces beaux mots, estoient encore sur les grands chemins, ainsi qu'ils y estoient anciennement : car ceux dont je parle sont dans des Eglises qui ne sont pas ou qui ne doivent pas estre des chemins passants. Cependant ce stile-là mesme a esté suivi par Messieurs de l'Academie Françoise pour l'Epitaphe de Pierre Bardin leur Confrere, qu'ils composerent d'ailleurs si heureusement en François pour honorer sa memoire, & qui en vaut bien pour le moins une autre que l'on eust pû faire en Latin, parce qu'en effet, elle est fort bien faite en Prose & en Vers, avec son éloge un peu plus diffus, ainsi qu'il est raporté dans la page 375. & suivantes de l'Histoire de l'Academie Françoise écrite avec tant d'élegance & d'agrément, par Monsieur Pelisson, qui depuis en a esté l'un des membres des plus considerables.

Quant à leurs lettres Capitales, pour marquer des noms en abbregé, ou pour designer des qualitez ou des dignitez de la mesme forte, elles estoient bonnes dans l'ancien usage des Romains ; mais le sont-elles encore aujourd'huy parmi nous, qui ne sommes point accoûtumez à ces sortes d'abbréviations ? Les choses ont changé, & les Siécles qui se suivent ne se ressemblent pas. Ce sont des Mascarades que de confondre toutes ces manieres differentes. La statuë de Marc Aurelle est bonne à Rome pour son temps dans le Capitole ; elle ne vaudroit rien parmi nous, de la façon qu'elle est, si le Prince qu'elle represente eust vécu de nos jours. Les Apotheoses d'Auguste & de Germanicus se pouvoient estimer sous les Empereurs qui avoient succedé à leur dignité, elles seroient indecentes, & peut-estre impies sous les Pontificats d'Urbain, de Clement, ou d'Innocent.

Il faut donc suivre les usages & les coûtumes raisonnables de son Siécle, sans raffiner si fort dans le goust des Siécles antiques, & demeurer d'accord qu'il y a une hiftoire des langues auffi-bien que des actions des hommes.

Mais, *la langue Latine eft beaucoup plus belle que toutes les langues vulgaires qui font aujourd'huy dans le monde.* Pourquoy donc cette belle langue a-t-elle changé de telle forte qu'elle n'eft plus reconnoiffable de ce qu'elle eftoit, & qu'enfin elle ne vit plus ? C'eft à dire qu'il n'y a plus de Nations fur la terre qui l'a parlent vulgairement. Mais pourquoy dira-t-on qu'elle eft plus belle que la noftre ? Eft-ce à caufe de l'Harmonie ? J'ai déja fait voir ce me femble le contraire de cette objection. Eft-ce à caufe de fon élegance, de fa juftefle ou de fa clarté ? Il n'y a point encore d'apparence de le dire, & beaucoup moins de juftice de le maintenir. Auffi cela n'eft-il point vrai du tout, ou du moins il feroit difficile de le perfuader.

C'eft donc à caufe de fa briéveté ? Tout auffi peu, parce que fes mots font plus longs que les noftres, & que fa conftruction eft plus embarraffée que celle de tous ceux qui écrivent bien en François. Ce qui eft fi vrai, qu'il ne faut que lire plus de cent Epigrammes de fuite de quatre Vers chacune, lefquelles ont efté compofées pour une Geographie facrée, qui fe pourra lire dans le corps de cet Ouvrage, pour ne laiffer pas lieu à qui que ce foit d'en douter, fans parler d'un tres-grand nombre d'autres. Et certes comment tous les Latins pourroient-ils mettre en quatre vers le fens complet de ceux que je vais alleguer, fans y rien oublier, bien qu'ils n'ayent pas comme nous les terribles contraintes de la rime & de la cezure ?

Paris nom fi fameux & fi grand fur la terre,
Voit fous fa Metropole, Orleans, Chartres, Meaux.
Sens Primat Germanique arbore fes faifceaux
Sur les trois Evefchez de Nevers, Troye, Auxerre.

J'en pourrois raporter bien d'autres qui donneroient davantage de fujet de le faire croire ; mais toutes ces Epigrammes de quatre vers chacune fe pourront voir en leur lieu. Cependant ces Latins nommeroient-ils bien encore en auffi peu d'efpace tous les Papes qui ont vefcu jufques à nous depuis 1600. en confervant leur ordre, & les defignant mefmes tous par les furnoms de leurs familles ce qui n'eft prefque pas croyable ? Nommeroient-ils bien tous les Peres Confeffeurs du Roy, qui ont vefcu jufques ici, depuis le Pere Coton de la mefme Compagnie qu'eft le R. Pere Lucas ?

Il eft vrai que pour l'ordinaire en beaucoup d'autres fujets, les verfions ont quelque chofe de plus étendu ; mais c'eft

quand

quand l'on ne veut rien perdre du tout des grands Autheurs que l'on traduit, ou quand l'on veut reprefenter naïvement leur pensée & la mettre dans le plus beau jour qu'il fe peut imaginer, ou que l'on ne fe veut pas donner la peine de fe ref-ferrer autant qu'il fe pourroit faire fur un tel fujet. *La lettre que je vous écris eſt longue*, difoit quelqu'un que j'ai connu, *parce que je n'ai pas eu le loiſir de la faire courte*. Cependant qui diroit que l'on puft rendre en deux vers ce diftique latin au fujet de Virgile, en gardant le mefme Ordre, fans y rien changer ?

> *Paſtor, arator, eques, pavi, colvi, ſuperavi,*
> *Capras, Rus Hoſtes, fronde, ligone, manu.*

Cependant le voici,

> *Berger, femeur, guerrier, j'ay pû, beché, mis bas,*
> *Chévres, champs, ennemis, d'herbe, de ſoc, de bras.*

Et cet autre, qui fait une infcription fur le portail de l'Ar-fenac ?

> *Ætna hæc Henrico Vulcania tela miuiſtrat,*
> *Tela gigantæos debellatura furores.*

Il eftoit de feu Monfieur Borbonius decedé dans l'Oratoi-re : ce que l'on n'a pas crû qui fe puft jamais traduire, tant on l'a trouvé inimitable, entendant les Canons de bronze par *Vulcania tela*, qui eft une efpece de licence poëtique dont nous pouvons nous paffer. Voici fa verfion,

> *Cet Etna pour Henri prepare certain foudre,*
> *Dont il bat les Geants & les reduit en poudre.*

Car n'eftoit-ce pas dans Etna, où, Vulcain & les Cyclo-pes fabriquoient les foudres de Jupiter, felon la fiction des Poëtes ? Il eft vrai que dans cette verfion, l'on a changé quelque chofe dans la force des termes; mais on y en a fub-ftitué d'autres qui les valent bien. Ainfi par la raifon des équivalences avec un peu d'efprit, il femble que dans le bel ufage de noftre langue, on fait tout ce que l'on veut, & que rien ne luy eft impoffible.

Eft-ce que les paroles latines ont un plus grand fon que les noftres avec leur monotonie fi frequente ? Cela pourroit bien eftre quelquefois; mais ce fon fi haut n'eft pas toûjours accompagné de toute la douceur qui fe pourroit defirer, ni les mots latins ne font point plus beaux ni plus harmonieux que les noftres. Ne pourroit-on pas ainfi tourner ces Vers de Virgile ?

Celuy que vous voyez tout aupres est ce mesme
Qu'on nous a tant promis orné du Diadème,
Cet Auguste Cesar du sang des Immortels
Pour qui doivent fumer quelque jour tant d'Autels.

Et tout le reste ainsi, qui pour n'estre pas d'un stile trop enflé n'en est pas moins raisonnable pour cela, non plus que cette Version de l'Achileïde de Stace qui est un Poëme si délicieux & si diversifié, apres les deux ou trois Vers du commencement, dont voici le sens.

Muse raconte-moy les fortunes Guerrieres
Du magnanime Achile avec ses armes fieres,
Sa Naissance terrible au Roy mesme des Dieux,
Qui de son foudre étonne & la Terre & les Cieux.

Il ne faut donc pas accuser nostre langue d'estre si diffuse que le publient odieusement ceux qui travaillent seulement en latin. D'ailleurs, par la raison de la rime que nous avons dans nostre Poësie, ce que n'avoient point les Latins, on peut dire raisonnablement que deux de nos Vers n'en font qu'un seul, & principalement quand il est question de traduire des livres non seulement de Latin ; mais de quelque langage que ce soit.

Il n'est pas juste, ce me semble, d'insulter si fort contre nostre usage qui n'a rien gasté depuis quelque temps apres que la langue Latine en vieillissant est tombée en langueur, & enfin qu'elle a cessé de vivre, si ce n'est dans les Livres de ses bons Autheurs qui ont écrit quand elle estoit florissante. Pour l'intelligence & pour l'amour desquels je suis bien d'avis que l'on écoute les Regles & les Preceptes du R. Pere Lucas, & de tous ceux qui font la mesme profession que celle à laquelle cet excellent homme estoit destiné, & qui enseigne à present le sens litteral des saintes Ecritures, qui est un emploi difficile & digne de sa grande érudition.

On nous parle de la grande étenduë de la langue Latine du temps que les Romains ne s'avisoient point de faire des Inscriptions publiques en Grec, ni en quelqu'autre langue de la terre que ce fust, adjoûtant que sous leur Empire tout le Monde entendoit cette langue. Mais ceux qui s'en expliquent ainsi, ne se souviennent peut-estre pas trop d'avoir lû les Elegies que le Poëte Ovide composa estant relegué à Tomes sur l'une des emboucheures du Danube dans le Pont Euxin, joignant la frontiere du Païs des Getes, où il temoigne qu'il s'en faut beaucoup qu'elle fust entenduë de tout le monde, puis que le plus souvent il estoit contraint de parler Grec, ou de se faire entendre par signes. Ce qui l'obligea enfin, d'apprendre le langage des Sarmates & des Getes. La langue Grecque dans l'Empire mesme hors de la Grece estoit donc plus entenduë que le Latin. Mais ce qui se peut dire ce me semble de plus raisonnable en cette occasion, est que les Romains se regardoient seulement eux-mesmes sur ce sujet, & avoient raison, bien que parmi eux il y eust force gens qui entendissent le Grec, & qui estoient des personnes de qualité.

Que si dans les devises mesmes qui se composent pour la Cour, où quelques-uns sçavent l'Art de mettre des mots si bien choisis en diverses langues, au lieu de les prendre du Latin, de l'Espagnol, & de l'Italien, ils les tiroient du Grec, de l'Hebreu & de l'Arabe, dont nous avons mesmes des Professeurs par des fondations Royales, ils ne s'en feroient pas fort loüer, parce qu'on ne les entendroit point du tout, ou qu'on ne les entendroit que mal-aisément. Faut-il donc que l'on trouve étrange que le Public qui n'est pas Latin ne soit pas satisfait de toutes ces Epitaphes & inscriptions Latines dont l'on parle tant, pour les mettre sur les Palais, sur les portes des Villes, & sur les édifices publics? D'ailleurs combien peu de Latins mesmes les entendent-ils, parce qu'elles sont écrites fort souvent d'un stile si figuré, ou composées avec des termes si recherchez, que peut-estre tous les Ecoliers d'Alemagne & de Suede les entendroient mal-aisément? Comme aussi faut-il avoüer qu'il y a quelquefois de la peine a déviner ce qu'elles veulent dire. J'en ai vû quelques-unes de la sorte qui font plus de pitié que d'envie.

Que l'on fasse neantmoins tant d'Inscriptions que l'on voudra en Latin, selon le goust de ceux qui les aiment tant, il n'est pas défendu, & le ROY n'a point fait d'Edict pour l'empescher: Mais enfin est-il juste qu'en se permettant une telle licence, il ne soit pas libre aussi de se plaindre si l'on nous dit en stile magnifique que le François le plus pur doit estre banni de cet usage, parce qu'il est changeant & qu'il doit bien-tost perir, comme si le Latin ne changeoit point à toute heure dans la bouche de presque tous ceux qui s'en veulent servir, quelque protestation qu'ils fassent de ne vouloir employer dans leurs Ecrits que le Latin du regne d'Auguste, ou comme s'il n'y en avoit point d'autre qui pust estre mis en comparaison?

Cependant le ROY qui parle si bien a consacré nostre langue avec la sienne. Toute sa Cour qui est si polie l'honore asseurement, pour faire croire qu'elle durera pour le moins autant qu'à duré jusques icy la langue Latine.   B ij

Les grands Orateurs des Peres Jesuites la consacrent tous les jours dans la Chaire, où ils sont écoutez.

Plusieurs Prelats qui florissent dans l'Eglise avec une éloquence si grave & si chastiée la consacrent tout de mesme.

Quelques Officiers des Cours souveraines, & des Magistrats celebres la rendent precieuse sur leurs Tribunaux.

La Philosophie mesme dans les matieres les plus difficiles, n'y a pas esté destituée de politesse & d'élegance dans les beaux secrets que quelques Autheurs sçavants y ont laissez, en quoy ils n'ont peut-estre point esté inferieurs aux Anciens. Monsieur de la Chambre, René des Cartes, & quelques autres qui ont vécu de nos jours, ne nous laissent pas lieu d'en douter.

Quels sont les plaidoyers de Monsieur le Maistre & de quelques-uns qui vivent encore ?

Ignorons-nous aussi quels sont les beaux Vers de ceux qui écrivent au gré de la Cour, & que l'on a jugez si dignes de chanter les loüanges du ROY, qui fait tous les jours de si grandes & de si memorables actions ?

Je ne veux rien adjoûter ici d'avantage au sujet du beau discours latin prononcé dans le College de Clermont par le Reverend Pere Lucas de la Compagnie de Jesus : mais avant que de finir celui-ci, je veux bien dire, qu'il n'a point esté composé pour choquer le moins du monde les sentiments de ce Pere : Et certes chacun est libre sur un tel sujet, estant d'ailleurs bien persuadé qu'il aura plus de suffrages de son costé que je n'en pourrois esperer du mien avec toutes mes raisons, pour appuyer les avantages de nostre langue & pour la deffendre contre ceux qui attaquent si violemment sa pureté.

Qu'il me soit donc permis de dire qu'il y a sujet de s'étonner de ce qu'il se trouve mesme des personnes de qualité, qui ne veulent pas que nostre langue soit propre seulement à faire des devises, qui sont des mots ingenieux resserrez dans une mesure de Vers, pour exprimer un grand sens, avec un certain corps de figures agreables pour honorer les pensées ou les belles actions des Princes, & des personnes de grande condition.

Ils la bannissent aussi des Inscriptions magnifiques, comme si elle n'estoit pas digne d'en approcher, surquoy Monsieur l'Abbé d'Hervault, qui est si plein de veneration pour la gloire du ROY, me vient de dire celle qu'on a choisie entre plus de mille, pour mettre sur le Louvre.

Regia , Rex , Regnum , tria funt miracula mundi :
Rex animo , Regnum juribus , arte domus.

Il ne faut pas douter dés-là que cette piece ne foit la meilleure qui fe puiffe faire en latin, autrement elle n'auroit pas efté préferée à tant d'autres que l'on avoit faites jufques ici fur ce fujet dans la mefme langue , avec fes obfcuritez , & fes tortures accoûtumées. Cependant , ne feroit-il point à craindre que le mot *mundi* du premier vers n'y fuft pas fort neceffaire apres *miracula* ? Eft-il employé , à caufe que l'on a parlé des fept merveilles du monde ? Lefquelles le Latin ne fçauroit exprimer que par le terme *miracula*, au lieu que nous pouvons dire en françois *les merveilles & les miracles* , qui font propres en des fujets differents. Et c'eft ainfi que *Regia* fignifie tantoft *Royale* , & tantoft *la maifon du Roy.* Ce que l'Autheur mefme du diftique fait bien fentir par fon dernier mot *arte domus.* Mais le mot *Regnum* eft encore bien plus équivoque , parce que non feulement il veut dire *le Regne* mais oncore *le Royaume* & quelquefois mefme *la Royauté* : car il a ces trois fignifications en latin , & nous avons trois termes differents en François pour exprimer les trois fens, que le Latin ne fçauroit dire qu'en un feul , ce qui n'eft pas une marque d'une fi grande pauvreté de noftre langue qu'elle n'ait quelquefois des expreffions plus claires , plus élegantes & plus juftes que n'en a la langue Latine, dont nous pourrions alleguer des exemples , qui donneroient de l'étonnement, comme j'en ai fait voir quelque chofe fur divers lieux de Virgile. Quoy qu'il en foit , voici , à mon avis , de quelle forte on pourroit tourner le diftique Latin dans tous les fens differents pour le mot *Regnum*, fans parler des autres , parce que cela feroit inutile.

Trois miracles , le ROY , le Regne , la Royale ,
En grand cœur , en puiffance , en beauté fans égale ,

Ou bien fi l'on veut fe paffer du jeu Poëtique au fujet des trois mots qui commencent par R, lefquels fe devoient donc mettre dans le latin avec augmentation de nombre ou de fyllabes, comme *Rex , Regnum , Regia* , ou fuivant l'ordre de trois chofes excellentes que les termes fignifient, fi la quantité l'euft pû fouffrir ; Ces mefmes Vers fe pourroient donc ainfi tourner, fans affecter les mots de Roy , de Regne & de Royale , entendant parler de la maifon Royale qui eft le Louvre.

Trois miracles , le ROY , l'Empire , le Palais ,
En valeur , en pouvoir , en beauté fans excez.

B iij

Où conservant encore le mesme jeu des trois termes com-
mençant par une mesme lettre,

Le ROY dans son Royaume & sa maison Royale,
Miracle de bon-heur, ne voit rien qui l'égale.

Ou de cette sorte encore,

Le ROY, la Royauté, sa demeure Royale,
En grandeur, en splendeur n'ont rien qui les égale.

Je ne sçai pas pourtant si tout cela se doit nommer fort
miraculeux ; mais je sçai bien que la contrainte du Vers em-
pesche une grande justesse dans le jeu Poëtique en ceux que
je viens de raporter, où j'aimerois toûjours mieux le Latin
que le François en cette occasion, parce que le Latin au moins
dissimule davantage la perfection qui s'y pourroit desirer, à
cause du mot *Regia*, qui ne peut entrer dans le second Vers
du distique, & que *la Royale* du François ne dit pas assez ce
qu'il faudroit dire sur cela, outre que le *Regnum* du Latin est
équivoque dans le sens, comme je l'ai déja dit, parce qu'il le
faudroit interpretter de necessité par *le Royaume*, ou bien le
mot *Iuribus* ne luy conviendroit point, si l'on entendoit le
mot de *Regne* dans sa propre signification : quant au mot *domus* au lieu de *Regia* en ce lieu là, il n'est pas heureux : &
le *Regia* du premier vers ne peut servir d'épithete à *domus*.
Le raport est plus juste dans la version à cause de l'Ordre
ayant nommé *le ROY* le premier, & puis on a dit *le Royaume*
& la maison Royale. Ce qui n'est pas dans le Latin, puisque
le second Vers ne suit point du tout l'ordre du premier :
mais la versification ne l'a pas permis ? Je ne pense pas pourtant que ce soit une excuse suffisante pour faire quelque chose
de parfaitement achevé.

Cependant il est certain que si l'on veut employer des Vers
pour de la Prose en des rencontres semblables, deux Vers
françois en diroient bien autant pour le moins que deux Vers
latins, tels que ceux-ci, que je ne tiens pourtant pas merveil-
leux, & qui sont aussi fort au dessous de la grandeur du sujet,
faisant ainsi parler le grand Edifice.

D'un ROY victorieux le Palais tu contemples :
Mais, pour un si grand nom, il faut bastir des Temples.

Ou ces autres.

Arreste ici, Passant, & regarde en ces lieux,
D'un redoutable ROY le Palais glorieux.

Ou ces autres encore.

Ce Palais d'un Heros que tout un peuple admire,
Fait sentir la splendeur d'un florissant Empire.

Et vingt Epigrammes de cette maniere, qui pourroient estre meilleures, si l'on y avoit davantage pensé.

Les Romains qui préferoient si souvent les richesses de la langue Grecque à leur Latin, n'eussent peut-estre pas fait des Inscriptions au langage des Grecs : au moins n'en faisoient-ils point en Gaulois ni en Breton ni en Thudesque, ni mesmes en Egyptien, en Arabe & en Persan. La langue Latine à cet égard ne devroit pas estre mise parmi nous en plus grande consideration. Ce qui ne se dit point toutefois pour faire croire que l'on ne fust pas d'avis de l'apprendre soigneusement à cause de l'importance des beaux livres qu'elle nous a donnez, outre l'usage de nostre Liturgie qui le veut ainsi.

Au reste, sans craindre si fort que la Posterité n'entende plus nostre langue, puisque l'on veut qu'elle soit si changeante, & qui ne l'est pourtant pas plus que les autres l'ont esté, nous pourrions bien, ce me semble, nous contenter de l'opinion de trois ou quatre Siécles qui viendront apres nous. Les Anciens que nous voulons tant imiter ne portoient pas leur pensée si loin, & n'ont pas laissé de bien parler & de bien écrire.

Je ne dis point tout ceci en copiant les raisonnements de qui que ce soit, bien qu'il s'en trouve d'excellents dans de beaux discours, tels que ceux qui sont contenus dans quelques livres de Monsieur le Laboureur Bailli de Montmoranci, de Monsieur Charpentier de l'Academie Françoise, & de Monsieur l'Abbé Talman Prieur de S. Albin de la mesme Academie, qui sont aussi loüez par le Reverend Pere Lucas, bien qu'il ne soit pas en cela de leur avis, & que pour avoir leu ces beaux Ouvrages, il n'ait point changé d'opinion comme il le dit luy-mesme, sans avoir parlé de celuy de M. le Laboureur, qui est le premier de tous, & qui pouvoit n'estre pas oublié. Pour celuy de Monsieur Charpentier, comme il est rempli de beaucoup de doctrine, il est aussi le plus étendu & le plus recherché.

Mais quel sujet nous auroit obligé si fort à regarder les choses dans un jour plus mauvais que ne faisoient les Anciens, ayant pris tant de soin d'éclaircir les matieres & de chercher des expressions justes & convenables aux sujets dont il s'agit ? Les Esprits mediocres dans l'opinion d'exceller au dessus des autres, & dans une langue morte, ne se deferont-ils jamais en France de cette méchante humeur qui les possede depuis si long-temps, de se décrediter tant eux-mesmes sans sujet ? A peine y en a-t-il de ceux-là qui avoüent que les

beaux Arts floriſſent maintenant parmi nous. Si quelqu'un
par exemple fait eſtat de la belle Architecture moderne , il
voudra rejetter tout ce qui dépend de cette autre , en certains édifices ſi merveilleuſe , que par mépris on appelle *got-*
tique , comme ſi tout ce qui nous eſt venu des Gots eſtoit
abſolument barbare. Il ne faut pas certainement aller ſi viſte :
& il eſt juſte meſme de reconnoiſtre de bonne foy qu'il y a
des choſes admirables en ce genre-là , & qui le ſont tellement , que je ne doute point que ſans dégenerer ſi fort ,
comme on ſe l'imagine , l'on n'y revienne inſenſiblement , ainſi
que d'excellents Architectes Italiens & François nous en ont
donné des preuves depuis peu en la ſtructure de quelques
Temples. Il en eſt de meſme de la Peinture , de la Graveure ,
de la Sculpture , de l'Orfebvrie , & de l'art de fabriquer des
étoffes , & des paſſements de tant de manieres differentes. Cependant en ces choſes-là , non plus que dans la Navigation ,
l'Artillerie , le penible exercice de la chaſſe (lequel à d'autres eſt un plaiſir ſi charmant) les fontaines jailliſſantes & les
jardinages , peut-eſtre que les Anciens n'ont jamais eſté ſi
loin. Pourquoy donc quelqu'un nous voudroit-il empeſcher
de cultiver en repos tant de beaux Arts , où il faut comprendre encore tous les artifices & toutes les délicateſſes de l'é-
loquence , de la Poëſie & de la Muſique ? Que de la meſme
ſorte , on ne s'efforce point auſſi de nous décourager injuſte-
ment du bel uſage de noſtre Langue , qui en eſt venu au
point que nous le voyons aujourd'huy parmi ceux qui ſçavent
l'art de s'en bien ſervir : mais que l'on s'efforce de donner de la joye à ceux qui vivent de noſtre temps , ſans regarder les choſes de ſi loin , comme ſi la Poſterité éloignée devoit fort ſe tourmenter de noſtre vanité puerile , & de toutes les choſes que nous faiſons ? Joint que c'eſt une inſolente
temerité d'augurer ſi proche de nous la ruïne entiere des paroles ſi juſtes qui nous doivent tenir lieu d'Oracles , pour ne
perir jamais.

DIVI-

DIVISION.

Ce qui suit concerne davantage la Poëtique &
la maniere de traduire les Poëtes que la question
des Inscriptions en langue entenduë.

A Fin de m'expliquer sur ce qui me reste à dire , je ne
ferai point un dénombrement de toutes les Sciences
comme je l'ai fait ailleurs pour en tirer une induction qui
apporteroit peut-estre quelque lumiere au dessein que je me
suis proposé. Cela seroit long : Et, comme on s'en peut passer,
il me suffira de dire au sujet des occupations que je me suis
données jusques ici dans les Lettres , quand j'ai fait tant de
traductions des livres des Anciens , que plus une chose est
belle dans son Autheur par le choix des termes propres , &
par la magnificence du stile , & plus elle éclate dans sa version , quand elle est raisonnable & juste : Mais aussi plus les
choses sont communes dans le stile mediocre , & plus elles
sont difficiles à rendre en Vers. Ce qui se connoist facilement dans les narrations Historiques , où certaine simplicité
majestueuse se doit seulement observer , puis qu'en effet, il
n'y faut rien employer davantage que la pureté du langage
avec une certaine naïveté qui ne se rencontre pas toûjours.
Cependant rien ne peut honorer davantage tous ces beaux
Ouvrages de l'Antiquité que de les traduire élegamment. A-
quoy nostre langue est d'autant plus propre , qu'elle a beaucoup d'harmonie par la varieté de ses terminaisons , & par
l'abondance de ses mots qui sont propres sur toutes sortes
de sujets. Ce que n'a pas la langue Latine. De là vient que
dans le Latin , les termes s'y rencontrent si souvent équivoques que tout le monde ne les entend pas , comme je l'ai
déja dit dans le discours precedent. Et certes n'est-ce pas une
chose étrange que ce Latin tant admiré , n'ait pas des termes
differents pour marquer par exemple le froid, la froidure, &
le frais : car apres tout il ne peut employer pour cela que
le mot *frigus.* Comment s'exprime-t-il pour parler des *cornes*
que portent les Cerfs, ou des *falaises escarpées* , ou d'autres
choses semblables ? En a-t-il de propres pour les matieres de
la Chasse & de la Marine , comme nous en avons ? Surquoy,
pour montrer que les Versions des Poëtes ne sont pas sans

C

invention , & que nous pouvons y employer des termes qui
font honneur aux fens des Vers Latins, je fouhaiterois qu'il
me fuft permis de raporter ici peu des noftres apres Virgile
répondant au 163. v. du 1. l. de fon Eneïde & fuivants. Ce
qui feroit comprendre aifément une partie de ma pensée fur
ce fujet : mais je craindrois, ce qui feroit infailliblement, que
l'on me reprocheroit la hardieffe de me citer moy-mefme ,
ou que j'aurois choifi de ma Verfion , ce que j'en aurois
jugé de plus beau ou de moins vicieux. Je m'en pafferai donc,
& je me contenterai de dire que de tous les termes qui font
bons pour la Profe , il n'y en a prefque pas un feul qui fe
doive rejetter dans la Poëfie , pourvû que des fyllabes cho-
quantes n'y donnent point d'empefchement : & c'eft un abus
de croire (à la referve de la mefure) qu'il faille employer d'autres termes dans les Vers que dans la Profe.

Au refte la belle Poëfie ne confifte point en de grands
mots , ou termes trop affeêtez, ou trop recherchez, comme
quelques-uns le font , s'imaginant que la beauté de la Poëfie
confifte en ces fortes d'excez. Ce n'eft pas auffi qu'il faille
appeller enflez les termes, qui fignifient proprement la chofe
que l'on veut dire , quelques grands qu'il paroiffent d'ailleurs , & je ne fçai ce qu'Horace trouvoit tant à reprendre
de fon temps à celuy qui commençoit un Poëme Heroïque
par ce Vers.

Fortunam Priami Cantabo & nobille bellum.

Car il n'y a rien là , ce me femble de trop extraordinaire,
fi le fon des paroles n'eft point trop fort. Ce que je n'entens
pas affez dans le gouft des Anciens, ni dans le genie de leur
langue , puifque d'ailleurs , il me paroift que le fens n'en eft
point déraifonnable. Mais peut-eftre Horace blâme-t-il cette
expreffion pour le commencement d'un Ouvrage dont la
fuite ne valoit rien, ou ne répondoit point aux chofes qu'il
promettoit. Lucain, Stace, Silius & Claudien ne font pas dignes de tant de blâme pour avoir commencé de grands Poëmes
par des Vers, qui n'eftoient pas moins pompeux que celuy
dont parle Horace , parce qu'ils n'avoient point eu d'autre
deffein en effet que de faire fimplement la propofition de leurs
Ouvrages , lefquels eftant grands & magnifiques d'eux-mef-
mes , ils n'en pouvoient parler que de cette maniere , qui
femble neantmoins fi fiere & fi bouffie à quelques-uns, parce
que Virgile , difent-ils , a commencé le fien plus fimplement,
quand il a dit *Arma virumque cano*. Mais, quand cela feroit,
eft-ce une regle tellement unique & infaillible , que pour

bien faire, on ne s'en duſt jamais diſpenſer ? Toutefois ſi l'on
ne ſe veut point trop préoccuper par de certains jugements
d'une Critique pointilleuſe, dont les Eſprits ont eſté remplis
dés la jeuneſſe, il feroit aiſé de connoiſtre que Virgile meſme n'excelle peut-eſtre pas trop en cela au deſſus des autres,
& que les deux ou trois premiers mots de ſon Eneïde ne
ſont pas moins forts que ceux dont les autres ſe ſont ſervis,
& que l'on veut tant blaſmer pour cela meſme, par une
fauſſe ſuffiſance, que je ne ſçaurois loüer. Auſſi eſt-ce une
étrange façon d'agir de vouloir inceſſamment raporter toutes choſes à certaines regles arbitraires, ſelon les penſées
aſſez diverſes d'Ariſtote & d'Horace qui ne ſe ſont jamais con-
nus, & qui ne ſont pas toûjours ſi conformes dans leurs avis
que pluſieurs ſe l'imaginent. Je ne ſçai pas meſmes, ſi Horace avoit jamais leu la Poëtique d'Ariſtote, ſi l'on en peut
juger par la ſienne qu'il addreſſe aux Piſons. D'ailleurs, il
y a bien encore des choſes que ces grands hommes n'ont pas
obſervées, & peut-eſtre auſſi n'eſt-il pas trop juſte de ſe per-
ſuader qu'ils euſſent tout vû, ou qu'ils euſſent écrit tout ce
qu'ils ont ſçeu. La meilleure regle de toutes, pour la conduite d'un Poëme eſt ſans doute le bon ſens : c'eſt l'eſprit,
c'eſt le genie. Et ſi la diverſité ne s'y meſle point avec la nouveauté & la richeſſe de la matiere, on ſe mettra en danger
de ne rien faire de beau. Homere tant admiré n'a point ſuivi
d'autre regle, & les deciſions d'Ariſtote & d'Horace n'avoient
point encore vû le jour.

Je ne tiens pas auſſi qu'il faille faire de ſcrupule de ſuivre en
Vers une hiſtoire dans l'ordre qu'elle s'eſt paſſée, bien qu'Horace ait écrit,

Nec Gemino bellum Trojanum orditur ab ovo.

Ce Poëte vouloit dire, que pour écrire la guerre de Troye,
il n'eſtoit pas neceſſaire d'en commencer le recit par l'œuf
de Leda : Ce ſeroit à la verité le prendre de bien-haut : mais
cela ne veut pas dire auſſi qu'il ne ſoit bon de ſuivre par
ordre une hiſtoire depuis le lieu qu'on la doit commencer,
juſques au point qu'on la veut finir. Autrement la conduite
du deſſein en ſeroit défectueuſe, & Homere & Virgile n'en
ont point uſé d'autre ſorte. Ce dernier conduit la fable de ſon
Poëme, depuis le départ d'Enée en Sicile pour venir en Italie, juſques à la mort de Turnus. Ainſi Stace a conduit ſa
Thebaïde. Et, pour ſon Achileïde, n'ayant voulu parler que
de l'enfance, & de la jeuneſſe d'Achile, il n'a pas eſté mal
à propos d'en commencer le Poëme au temps de ſa naiſſance.

Lucain ne devoit point auſſi traiter autrement qu'il a fait ſon beau Poëme de la guerre Civile, ni Silius autrement le ſien de la guerre des Carthaginois, à quoy il me ſemble que ſe raporte aſſez le ſentiment d'Ariſtote dans ſa Poëtique, comme ne le peuvent ignorer ceux qui l'ont leüe exactement.

Cependant qui ne ſçait pas, comme on décide ſur ces ſortes de matieres ? Et l'on s'en tient quitte pour en parler d'une façon magiſtrale, où l'on ne veut point de replique. Je ne me veux pas grand mal d'avoir pris dans ce debat le parti de tant d'honneſtes gens de l'antiquité, & de noſtre temps meſme, quelques-uns deſquels ont eu des ſentiments bien differents de ceux que je viens de marquer, & qui, pour avoir fait eſtat des avis d'Ariſtote, n'ont pas crû qu'ils ne devoient rien compoſer dans le Poëme Epique que ſuivant les regles que ce Philoſophe en a preſcrites, n'ayant raiſonné d'ailleurs que ſur des pieces Grecques, qu'il avoit leües, leſquelles ont devancé de pluſieurs Siécles celles dont nous venons de parler ; & je ne doute point que s'il les euſt vuès, il n'en euſt porté un jugement favorable, parce qu'il avoit un trop grand ſens, pour condamner des choſes qui ſont bonnes en effet, ayant d'ailleurs en elles-meſmes tant de juſteſſe & d'agrément, quand ce ne ſeroit que pour éviter une ſeule maniere de ſe faire entendre, pour traiter quelque ſujet important.

Mais, apres tout, qui regarderoit de trop pres les Ouvrages Poëtiques des Anciens, & entre autres de Virgile, je ſuis perſuadé que de quelque excellence qu'on ſoit perſuadé en ſa faveur, on n'y verroit rien du tout, ou l'on n'y verroit que peu de choſe qui fuſt capable de donner une entiere ſatisfaction. Tout ceci ſe doit donc regarder dans une certaine diſtance, ſans y apporter des yeux trop critiques ou trop penetrants pour les bien voir en leur jour. Que ſi l'on vouloit proportionner toutes choſes aux coûtumes & à l'uſage de noſtre temps, pointiller ſur toutes les regles & les vrai-ſemblances de la Chronologie, examiner de trop pres toutes les circonſtances des Places & des Lieux, ſelon les Notions préciſes de la Geographie, il eſt certain que l'on n'y trouveroit pas ſon compte.

Le païs pour lequel Enée entreprit tant de guerres en Italie, n'avoit pas certainement l'étenduë de l'Iſle de France. Et cependant le Poëte y met des Royaumes & des Citez conſiderables, trois cent ans avant la fondation de Rome, où à peine y avoit-il des Bourgs & des Villes mediocres. Le Latium ce païs des Rutules où eſtoit la ville d'Ardée, celuy

des Volfques & d'Albe la longue, & le Royaume de Tyrrhene, celuy des Erniques, des Equicoles, des Sabins, des Fa-
lifques, des Agilins, des Samnites, des Auronces, & les
Villes de Laurente, de Lavinium, de Pyrgue, de Nomente, de Fidenes, de Tybur, de Prenefte, de Palantée, d'E-
rete, & plufieurs autres autour du Tibre, dont il eft parlé
dans l'Eneïde, eftoient étrangement preffées, ou il n'y a pas
lieu de croire que ce fuffent des places fort confiderables dans
un fi petit païs. Cependant en ces quartiers-là mefmes Enée
baftit en peu de temps la nouvelle Troye, d'où il partit pour
aller à Palantée Ville capitale du Royaume d'Evandre, aupres de deux autres Villes ruinées, appellées Janicule & Sa-
turnie du nom de leurs fondateurs Janus & Saturne, &
joignant auffi l'Aventin où demeuroit cet infigne Voleur
des Vaches d'Hercule, il s'appelloit Cacus ; que ce Heros
avoit exterminé peu de temps auparavant, tous lieux où depuis fut fondée la Ville de Rome diftante feulement de
peu de milles du port d'Oftie, à l'embou치heure du Tibre,
où fut baftie la nouvelle Troye. Cependant, bien que la
diftance n'en fuft pas fort grande, fi eft-ce qu'Enée n'en
fçeut point le Siége, ni la vehemente attaque qu'y fit en
fon abfence le Prince des Rutules affifté de plufieurs Nations. D'ailleurs, fi l'on y prend garde, qui peut ignorer
que le Royaume de Tyrrhene ne fuft tres-petit, ne faifant
qu'une partie de l'Hetrurie ou de la Tofcane, dont Argite
eftoit la capitale, de laquelle Mezence fut chaffé, & Tar-
chon fut mis en fa place ? Qui peut dis-je ne pas s'appercevoir qu'il ne preffaft beaucoup l'Eftat d'Evandre, tant elle
eftoit proche de Palantée ? Et ainfi de tout le refte, à proportion, dont il feroit long de d'écrire toutes les particu-
laritez.

Il ne faut donc pas regarder de trop pres ces chofes là :
mais ce qu'il y a principalement de confiderable dans les
grands Ouvrages des Poëtes, tels que Virgile, c'eft l'E-
thique ou la Morale, outre l'élegance de l'expreffion, avec
la tiffeure du Poëme épique dans toute fon étenduë, & les
inventions ingenieufes pour honorer fon païs, ou pour celebrer les actions memorables de quelque grand Prince, tel
que le fut cet Empereur des Romains, au fujet de qui Virgile avoit compofé fon Ouvrage de l'Eneïde.

Quant aux difficultez qui fe rencontrent fi fouvent à faire
des Traductions juftes & fidelles des Ouvrages des Anciens,
je veux croire que plufieurs en feront auffi-bien perfuadez

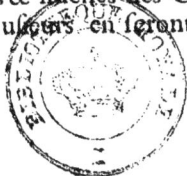

C iij

que je le fuis pour tant de raifons que j'en ai raportez ailleurs, tant du cofté de l'élegance fi difficile à égaler, que du
cofté de l'intelligence des mefmes Autheurs, qui font prefque toûjours enveloppez de grande obfcurité : Mais, fans
fortir de l'exemple de Virgile, peut-on ignorer, felon le
témoignage mefme de Servius, qu'il y a plufieurs endroits
dans ce Poéte qui luy ont paru inexplicables, comme il le
dit expreffément fur le 356. Vers du 9. l. de l'Eneïde, qu'il
appelle l'un des douze lieux de cet Autheur remplis de tres-
grande obfcurité, foit par la nature de la Phrafe & de la
conftruction des termes, foit pour le peu de connoiffances
qui nous reftent de l'ancienne hiftoire, *ut a nobis per hifto-*
riæ antiquæ ignorantiam liquidè non intelligatur. Et, certes de
ce que nous avons perdu de vuë beaucoup de chofes de l'antiquité, il n'y a pas lieu de douter que nous n'appercevons
pas beaucoup de beautez dans cet Ouvrage, qui s'y recon-
noiffoient du temps de Virgile, qui ne difoit rien fans fujet, ou fans faire allufion à mille chofes, dont nous ne voyons
à peine qu'une fimple écorce, fans en appercevoir davantage, ni découvrir toute la fineffe, ni toute la verité, bien qu'il
ne foit pas toûjours fort mal-aifé de s'en douter. Et je fuis
perfuadé que dans la plufpart de toutes les avantures qu'il
dépeint fi heureufement, il avoit en vuë plufieurs hiftoires
de perfonnes de qualité de fon temps, dont les noms font
diffimulez ou changez ou marquez précifement, au fujet de
qui les actions & les inclinations font décrites ingenieufe-
ment, ce qui n'eftoit pas mefme connu de Servius, ni de
Macrobe, ni d'Aulugelle, ni du fameux Quintilien, les plus
anciens Autheurs qui nous reftent de ceux qui ont parlé
avec tant d'avantage des beaux Vers de Virgile & du grand
fens de ce Poéte, qui n'euft eu garde d'écrire des chofes en
l'air fans aucun deffein, ainfi que plufieurs Autheurs de Ro-
mans des derniers Siécles, qui font allez, comme des aveu-
gles, par des routes inconnuës, fans qu'on puiffe deviner le
plus fouvent ce qu'ils veulent dire; toutefois je n'ai pas dit
tous, mais *plufieurs :* car en effet, il y en a qui ont fait des
peintures naïves d'une infinité de chofes que nous avons
connuës, & qui, fous des noms empruntez, ont agreable-
ment écrit des hiftoires veritables.

Quand Virgile veut parler des chofes trop éloignées de
fon temps, ou qu'il n'eft pas croyable qu'il en puft eftre
inftruit, il ne manque jamais d'implorer l'affiftance de la
Mufe, ou de quelque Divinité, à qui rien de fecret n'eft

caché. Et quand il fait que les Dieux ſe meſlent des affai-
res des hommes , & ſur tout pour les grands évenements ,
il veut dire que ſans leur ſecours , les hommes ne peuvent
rien faire d'eux-meſmes. Ce qui eſt aſſez remarquable. Ainſi
cela ne diminuë rien de la gloire des Heros : mais au contraire , à le bien prendre , il augmente leur merite & leur
recommendation , parce qu'on n'eſt point aſſiſté extraordi-
nairement , ſans eſtre vertueux ou ſans meriter des loüanges.
C'eſt en ce ſens là , que nous pouvons dire eſtre digne des
faveurs du Ciel , celuy qui eſt heureux , & les perſonnes
diſgratiées des dons de la nature & des faveurs de la fortune , ſont le plus ſouvent dans le mépris. L'experience ne
nous le fait que trop connoiſtre : & certes , qui ne voit pas
de quelle ſorte les Richeſſes ſont reverées apres les perſonnes élevées en dignité , & comme les autres ſont le plus ſouvent negligez , de quelque vertu d'ailleurs qu'ils fuſſent or-
nez ? Cependant la part de ceux-ci n'eſt peut-eſtre pas la
moindre dans le Siécle meſme où nous vivons. Et certes un
bon Eſprit pourroit-il douter , qu'il ne valuſt toûjours mieux
avoir beaucoup de vertu & de patience , que d'eſtre comblé
des biens de la fortune , qui ſe concilient tant de reſpect &
de veneration ? Car il eſt vrai que rien n'égale le bon-heur
des Vertueux , quand d'ailleurs les choſes neceſſaires aux
beſoins preſſants de la vie ne leur manquent pas. Quoy qu'il
en ſoit , je ſuis perſuadé qu'une grande fortune eſt plus difficile a porter qu'une mediocre : & qu'il n'eſt rien de ſi dange-
reux que d'avoir toutes choſes à ſouhait , & d'enfoüir meſmes tant de tréſors qui ne ſervent de rien. D'où viennent
cette inſolence & cet orgüeil inſuportables de quelques-uns,
qui ſont d'autant plus miſerables qu'ils ne ſe font point d'a-
mis , & qu'ils ſe tiennent infiniment au deſſus des autres ,
bien qu'ils ſoient élevez de la pouſſiere : & à meſure qu'ils
cherchent avec tant de ſollicitudes les plus hautes dignitez ,
contre les divins preceptes , ils ſe ravalent , au deſſous des
moindres perſonnes de la Terre , pour accomplir la Prophe-
tie que tout le monde ſçait aſſez.

Mais , à propos de cette grande juſteſſe , pour les Vers
dont j'ay tantoſt parlé , afin de les rendre parfaits & de les
faire admirer , ne ſe rencontre-t-elle pas toute entiere dans
celui-ci , que je prendrai encore une fois pour exemple ſur
ce ſujet ?

J'ai chanté les Bergers , les Laboureurs , les Princes.

Apres cet autre de Virgile , *Cecini paſcua , rura , duces.*

Et certes, pourquoy le Latin en ce rencontre, de quelque grand Perſonnage qu'il ſoit, ſera-t-il raiſonnablement
trouvé plus beau que le François d'un Ouvrier infiniment
inferieur ? Le meſme ordre s'y trouve obſervé ſelon la Loy
des paroles & des choſes, qui le veulent ainſi : Et, pour le
ſon de chaque terme, il eſt plus varié dans le François que
dans le Latin, qui de quatre mots en a deux qui riment
contre le deſſein de rimer, & le dernier de tous ces mots
eſt d'un autre eſpece que le ſecond & le troiſiéme, puis qu'il
dit *duces* & non pas *arma* ou quelque autre mot ſemblable,
apres avoir dit *paſcua*, *rura*, ou bien ne devoit-il point dire,
ſi la loy du Vers l'euſt permis, *Paſtores & Agricolas*, pour
rendre le ſens de l'expreſſion plus juſte ? Le François obſerve toutes ces choſes en auſſi peu de termes, & l'on voudra qu'il ſoit infiniment inferieur au Latin ? Il en eſt ainſi de
mille autres apres ce grand Poëte à qui la Verſion eſt ſi éloignée de faire tord, qu'elle luy apporte au contraire des lumieres qui pourroient ſatisfaire les Eſprits les plus difficiles,
ſi d'ailleurs ils n'eſtoient point en colere, ou tout au moins un
peu trop préoccupez.

DE L'ORTHOGRAPHE.

JE veux bien dire encore quelque choſe au ſujet de la nouvelle Orthographe que quelques-uns ont prétendu intro-
duire de noſtre temps, depuis certains Ecrivains de peu de
nom, qui l'avoient voulu mettre en uſage il y a pres de tren-
te ans. Mais rien n'a paru de plus déraiſonnable dans les
lettres, puis qu'il n'y a meſme gueres de choſe plus mal
imaginée, pour inſtruire les ignorans, & pour eſtre ſoufferte
des ſçavants, ou pour plaire à toutes les perſonnes de bon
ſens. Ce qui fait qu'il y a tant de ſujet de s'étonner que
des Philoſophes meſmes s'en ſoient meſlez, & qu'ils y ayent
ſi mal réüſſi.

L'Orthographe ne ſe doit pas ſeulement regler par la
pronontiation des mots ; mais encore par la vûë de leur expreſſion ſur le papier, pour en marquer le ſens & l'origine, &
pour oſter meſme beaucoup d'équivoques qui s'y trouve-
roient ſans cela. Toutes les Langues en ont uſé de la ſorte.
Et rien n'eſt de plus choquant à la vüe & à l'eſprit de la
lettre que de voir des *a* pour des *e*, des *z* pour des *s* & des *s*
pour des *c*, ſans parler des Voyelles ſimples pour des diph-
tongues

tongues neceffaires , comme en *beoté* pour *beauté* , *ucariſtie* pour *euchariſtie*. Les façons d'écrire *fis* pour *fils* , & *filoſofe* pour *philoſophe* , ne font pas moins défagreables à la vuë, que ſi l'on mettoit *eſtophe* pour *étofe* ni plus neceſſaires pour la pronontiation que *celon* pour *ſelon*, *més* pour *mais* , *é* pour *&* , *pais* pour *paix* , *cors* pour *corps* , *repoſt* pour *repos* , *peult* pour *peut*, *aulcuns* pour *aucuns* , *tans* pour *temps* , ou *tems* , *ût* pour *euſt*. Ce qui ne ſe doit jamais faire ainſi, non plus que *pût* pour *puſt* , *fit* pour *fiſt* , qui font des temps differents , & qui font des ſignifications diverſes. Il ne faut pas dire auſſi *Iuis* pour *Iuifs* , ni *plintis* pour *plaintifs* , *crinte* pour *crainte*, *fame* pour *femme* , *antandemant* pour *entendement*. Ce que quelques-uns vouloient affecter de la forte, & ainſi de mille autres , qu'il feroit mal-aisé d'authoriſer, comme, avec cela meſme il eſt impoſſible en quelque façon d'entendre ce que l'on lit. Et je ne penſe pas qu'il y euſt de femme ſi igno- rante qui vouluſt écrire ainſi. Et certes ſi c'eſtoit une Regle qui fuſt bonne à ſuivre , peut-eſtre que celles-là meſmes , dans le deſſein de bien faire , reprendroient la bonne Or- thographe , qu'on voudroit abandonner. Tant il y a de contra- dictions & d'oppoſitions dans toutes les choſes humaines.

Je ne croi pas qu'on puſt trouver une meilleure inven- tion pour achever de déshonorer noſtre langue que d'autres déchirent de toute leur force , pour en diminuer d'autant plus l'eſtime dans l'opinion de nos lecteurs , tandis que nous éſſayons de la cultiver. Et certes ce feroit entierement la dé- grader de la nobleſſe de ſon origine , & confondre en meſme temps beaucoup de Notions, qui ſe conſervent dans les li- vres par la maniere de les écrire. Il n'en faudroit pas davan- tage pour décourager toute la terre, de lire tout ce que nous faiſons imprimer.

Il eſt donc vrai que pour ſatisfaire les yeux auſſi-bien que l'oüye , en liſant les choſes qui ſe prononcent de meſme forte , il eſt bon d'y obſerver de la difference, quand ce ne feroit que pour marquer préciſement ce que l'on veut don- ner à lire aux perſonnes qui ont tant ſoit peu de ſens, com- me il s'obſerve dans toutes les langues vivantes , & comme nous le devons auſſi obſerver , ſi nous ne voulons paſſer pour des ignorans ou pour des novateurs ridiculement preſom- ptueux. *Cerf* & *ſerf* , *cens* & *ſens* , *cœur* & *chœur* , *cors* & *corps* , *celle* & *ſelle* , *ceints* & *ſaints* , *ſain* & *ſin* , *plaine* & *plene* , *anchre* & *ancre* , *licts* & *lis* , *laid* & *laict* , *hoſtel* & *autel* , *mort* & *mord* , *comte* , *conte* & *compte* , *vile* & *ville* , *vair* & *verd* :

D

& autres semblables qui ont les pronontiations égales, & qui servent dans les rimes pour les Vers , & cependant , qui peut nier que ce ne fuſt une faute de les écrire de meſme ſorte , puiſque les ſignifications en ſont ſi differentes ? Ne nous excuſons donc point pour ſoûtenir une cauſe ſi déplorée ſur l'ignorance de quelques-uns , qui n'entendent ni ce qu'ils liſent , ni ce qu'ils veulent dire le plus ſouvent , non plus que ſur les Etrangers qui liſent nos livres. Ces derniers ne ſçauroient plus où s'en tenir , ſi nous en uzions miſerablement de la ſorte , & ne manqueroient pas meſmes de s'en moquer, & de nous reprocher noſtre inconſtance plus juſtement qu'ils n'ont jamais fait juſques ici ſur d'autres ſujets , enveloppant toute une Nation dans le vice de certains particuliers, la pluſpart jeunes gens mal élevez, qui n'ont en partage que l'audace, la temerité & l'impatience.

Monſieur Menage dans la ſeçonde partie de ſes obſervations ſur la langue Françoiſe y maintient dans la page 301. & ſuivantes, les Orthographes de *ſegond* pour *ſecond* , *ſegret* & *ſegretaire*, pour *ſecret* & *ſecretaire* : & ailleurs il écrit *il a ü* pour *il a eu* , *hureux* pour *heureux* , *S. Ian* pour *S. Iean* , *tans* pour *temps* ou *tems*. Ce qui doit eſtre bien, puis qu'il en uſe ainſi, parce qu'il y a bien penſé , & qu'on ne peut nier qu'il ne ſçache autant qu'on le peut ſçavoir, l'origine & les raiſons de tous les mots de noſtre langue , dont il y a plus de ſujet, à mon avis de le loüer, que ne le penſe certain Autheur qui le reprend de la maniere du monde la plus déſobligeante au ſujet de ſon Orthographe , comme il trouve à redire avec un mépris nompareil à quelques autres qu'il déſigne miſerablement par un ſeul mot employé , une ſeule fois , dans un grand Ouvrage , lequel mot n'eſt ni bon ni mauvais , ſervant de tiltre à une Ode d'Horace : comme il en a deſigné d'autres par celuy d'*Hydrie* que M. M. défend en la page 293. de ſon livre, ſans rien dire du tout de l'autre, qui n'eſt pas employé dans la verſion des Vers du Poëte. Quant au mot de *ſecret* pour *ſegret*, il m'avoit pourtant ſemblé juſqu'ici que l'uſage eſtoit en faveur de *ſecret*, &c. quoy qu'il en ſoit l'Ortographe de M. M. n'eſt point du tout differente de la noſtre que dans les ſeuls mots que j'ai raportez de la ſeçonde partie de ſes obſervations ſur la langue Françoiſe.

Cependant , on ne peut auſſi nier qu'il ne ſoit arrivé du changement dans l'Orthographe de noſtre langue , depuis qu'on la parle, & que ce changement là meſme, n'y ſoit arrivé

bien à propos, parce que nos Anciens qui n'eſtoient pas encore fort éclairez, & qui vouloient avoir trop d'égard à l'origine des mots, méloient à la verité dans leur écriture beaucoup de lettres ſuperfluës, leſquelles on a depuis retranchées
avec jugement : mais ces choſes là meſmes auſſi ne ſe doivent pas porter à l'extremité. Ce qui ſeroit une autre bar-
barie auſſi grande que la premiere, le *peut* pour *pût* a eſté fort
bien corrigé, comme *leauë* pour *leau*, *veigle* pour *veille*, *cog-
noiſtre* pour *connoiſtre*, *heſpaigne* pour *Eſpagne*, *painſtres* pour
peintres, *eulx* pour *eux*, *veoir* pour *voir*, *aulcun* pour *aucun*,
voulte pour *voute*, *cordaonniers* pour *cordonniers*, *archiers* pour
archers, *vindrent* pour *vinrent*, *verm* pour *ver*, & ainſi de quel-
ques-autres.

 Au reſte, mon cher Lecteur, ſi quelqu'un trouve a redire
à tout ce que j'ai écrit en Vers, ſur des ſujets qui ſemblent
ſi éloignez des perſonnes de mon âge & de ma Condition,
prenez, s'il vous plaiſt, mon parti, & maintenez fortement
qu'il ne faut pas eſtre jeune pour y travailler avec un peu
de ſuccez, & que la condition eſtant aſſez libre & détachée
d'elle-meſme n'empeſche pas qu'on ne ſe puiſſe occuper
quelquefois à des choſes auſſi honneſtes que celles-là qui
ſe permettent dans l'innocent exercice des lettres en quelque genre que ce ſoit, où la pieté n'eſt point bleſſée. Mais
vous n'ignorez pas que ceux qui en viennent là ſont le plus
ſouvent bien marris de ne trouver point d'autres choſes à
redire dans un Ouvrage qui ne nuit à perſonne, pour abyſ-
mer, autant qu'il eſt en leur pouvoir une reputation legere à
laquelle, je penſe meſme, qu'il ſeroit inutile de pretendre,
parce qu'elle ne ſerviroit de rien quand on l'auroit obtenuë,
& que d'ailleurs rien au monde ne ſe peut imaginer de plus
capricieux que le jugement de tous les hommes ſur ce ſujet.

REPRISE,

au ſujet de la langue Françoiſe.

Comme j'achevois de compoſer le petit traité de l'Orthographe que vous venez de lire, quelqu'un qui n'a
pas à la verité toute la délicateſſe du monde ; mais qui eſt pourtant l'un de ceux qui écrivent aujourd'huy le mieux en Latin,
& qui fait meſmes des Vers en cette langue, où d'autres diſent qu'il n'excelle pas (eſtant aſſez ordinaire à ces ſortes de
perſonnes de blaſmer tout ce que les autres font, puis qu'en

se reprenant si souvent de leurs fautes , ils s'accusent de leur obscurité perpetuelle, & de ce que mesme, ils ne sçavent pas bien parler latin, comme si chacun d'eux s'y entendoit beaucoup mieux, ou qu'il y eust un public, qui pust juger de leur different.) Celuy-là , dis-je , que je ne nommerai point, m'estant venu visiter , voulut bien me faire sentir sur ce sujet, qu'il n'estoit pas de mon avis, & maintint assez fortement dans la conversation , qui fut ensuite , qu'à la reserve du Latin, toutes les autres langues sont égales parce qu'elles sont vulgaires , & que le Gascon de son païs est aussi beau que le François de la Cour : de sorte que si le ROY demeuroit en Roüergue , le langage des Cévenes vaudroit bien celuy de Paris pour le moins. Cela fut fort plaisant : & l'on vit bien, à l'entendre parler, qu'il est homme sincere, & qu'il ne s'expliquoit sur tout ce qui se disoit de la langue Françoise, que selon tous les sentiments de son cœur. Cependant il mit encore en avant le Basque & le bas Breton, ses bons Amis, dans le mesme sens qu'il en a déja esté parlé au commencement de ces discours, pour traiter nostre langue, qu'il n'a peut-estre jamais trop bien apprise, avec la derniere indignité. Ce que ne fait pas le R. Pere Lucas, qui ne passe que fort legerement sur ce sujet. Je ne doute point que dans tous ces Idiomes, aussi-bien que dans le Hollandois , & dans les Dialectes des Provinces, comme ceux de Gascongne, de Provence & de Languedoc, il se peut rencontrer des gens d'Esprit,tels que le furent de nostre temps le Vondel en Hollande , & le Goudouli à Tolose. Ainsi en avons-nous vû quelques-uns dans les manieres Picardes, Normandes & Parisiennes du petit peuple avoir composé des pieces agreables & pleines d'invention. Il en usoit en cela , comme beaucoup d'autres, qui font ainsi toutes choses égales, & montra bien que le genie mesme de la langue Latine qu'il a choisie pour écrire ses pensées, & pour se plaindre avec grande discretion du mauvais traitement que l'on luy fait, n'a pas toute l'honnesteté qu'il seroit à desirer, qu'il eust en sa faveur, quand d'ailleurs sa Muse seroit aussi heureuse, que je suis autant persuadé, que luy-mesme, qu'elle n'est pas reconnuë selon son merite.

Toutes les langues sont égales ; c'est à dire d'un prix égal, *en tout temps , en tout climat , en toute nation* : car c'est de la sorte qu'il s'en expliquoit. Il est donc vrai que le latin du temps d'Auguste, dont l'on parle tant, ne vaut pas mieux que celuy qui estoit en usage du temps de Romulus & de Numa , ou que celuy qui vivoit encore à Rome sous l'Empire d'Odoacer &

d'Auguftule. Il ne faut pas douter auffi, felon fa pensée, que fans chercher des exemples hors de chez nous, le miferable François, nous feulement d'Alain Chartier, & de tous ceux qui l'ont devancé jufques à Guillaume de Villardoüin; mais encore de tous ceux qui ont d'efcrit dans un ftile pitoyable, les magnifiques entrées de Ville qui fe firent en France fous le Regne de Henri fecond en 1549. fans parler de celle que fon Autheur appelle *la fufception* de Philippes Prince d'Efpagne dans la ville d'Anvers en la mefme année, fera égal à la pureté du beau langage de François de Malherbe & de Nicolas Coëfteau ? Et le Florus de ce dernier (que l'on n'a point égalé depuis) ne vaudra pas mieux que le Guzman d'Alpharache de celuy qui en fit une traduction fi étrange, de l'Efpagnol en 1621 ? Les memoires de M. de Tavanes feront auffi elegants avec leur ftile épineux, qu'il y a de douceur & de politeffe dans le fragment que nous avons vû de l'hiftoire de Vvalftein, & de la prife de Donquerque ? Blaife de Vigenere fera auffi délicat dans fon Philoftrate, que d'autres le font dans les portraits Hiftoriques qu'ils ont inferez dans leurs Romants, de Pharamond, de Polexandre & de Clelie ? Ou dans l'hiftoire des Croifades, où il s'en trouve quelques-uns de fi achevez ? Le ftile de Nerveze, de Valadier, & du fieur des Efcuteaux fera pur comme celuy de M. de Vaugelas dans fon Quinte Curfe ? Les plaifanteries de Straparole vaudront les jeux de l'Inconnu ? Ce Flaman, qui mit en François Petrarque Poëte Italien, fans entendre, comme il le dit luy-mefme, ni l'Italien, ni le François, fera neantmoins des Vers auffi polis & auffi iuftes, que ceux qui avec tant d'art chantent aujourd'huy les belles actions du ROY qui eft pourtant au deffus de leurs loüanges, bien qu'Alexandre & Cefar y foient abbaiffez à fes pieds, & qu'il a marqué par l'abondance de fes faveurs l'eftime qu'il fait de tous ces beaux Efprits, dont il s'eft mefme declaré le Protecteur. En verité c'eft bien s'y conneftre ! Cependant c'eft toûjours du François : mais celuy des Crieufes de belles cerifes & de vieux chapeaux, fe faifant entendre de fi loin, égalera-t-il en politeffe celuy de ces Dames fi fpirituelles, qui, dans leur maniere d'efcrire, & mefme de faire des Vers, nous donnent fujet de les eftimer, & d'avoüer que quelques-unes d'elles ont mis au jour des pieces agreables & juftes, ce qui eft affez rare pour ce fexe qui d'ordinaire n'eft pas fort fçavant, & qui ne laiffe pas de bien parler, ou du moins de parler beaucoup.

Ce feroit une étrange chofe que la langue n'euft point changé depuis le vieux temps : mais c'en eft encore une bien plus

D iij

étonnante , qu'un homme de lettre oze dire si hardiment en
matiere de langage que tout est égal ; & que , pour cela
mesme , nous ne serons pas moins ridicules à cinquante ou soi-
xante ans d'ici , au jugement de la Posterité dés-interessée, que
le peuvent estre presentement , dans nostre estime , les façons
de parler qui estoient bonnes à la Cour du temps du Roy
Henri second. Il est vrai que , pour honorer ce Prince dans
une entrée qui luy fut faite à Roüen en 1549 , qu'un des meilleurs Poëtes de ce temps-là, & du mesme païs qu'est le R. Pere
Lucas , puis qu'il est de Caudebec , assez pres de Roüen , composa des Vers tels que j'en veux bien raporter ici quelques-
uns , pour montrer de quelle sorte les choses ont changé , &
qu'elles ont dub changer , sans qu'il soit juste pour cela de blas-
mer le genie de la langue & de la Nation. Voici les Vers.

C'est le Repotz , le Paradis heureulx
Des Roys qui sont des lettres amoureulx ,
François premier y est franc & délivre.
Henri second , viendra qui veult le suivre ,
Bonne memoire a faict ce lieu pour eulx.

C'est à dire une representation de jardinage aupres du pont
de Robec. Ne voila pas une belle Poésie , & une Orthographe fort agreable ! & si l'on n'y avoit point apporté de changement , il y auroit bien sujet de loüer si fort les Vers qui
plaisent tant à la Cour , & quelques autres si beaux que l'on
ne se haste pas de mettre au jour ? Mais afin de mieux juger
du raisonnement du Poéte de Roüergue , qui veut que toutes
les langues soient d'une égale beauté (c'est donc à dire également justes , également abondantes avec une égale politesse)
il n'en faudra pas mesmes excepter le Basque & le bas Breton ,
qui sont preferables , selon luy , *au jargon François* , puis qu'il
appelle ainsi nostre langue , à cause qu'elle dérive toute entiere , comme il le dit , du Latin qu'il maintient estre une langue
fixe , suivant la pensée de quelques autres , qui d'ailleurs s'en
font trop accroire. Pour mieux juger dis-je de la belle Poésie
& de la sçavante Ortographe , dont l'on se servoit pendant
l'autre Siécle , peut-estre qu'il ne sera pas mal à propos de raporter encore ces Vers afin de réjoüir , au moins , le bel esprit
de nostre Ami , & de faire connoistre à d'autres qu'il n'a pas
esté trop mal à propos de changer.

La Republique est lors bien gouvernée ,
Quant de son Roy la Majesté est aornée
D'arts & science attrempez de Iustice ,
Qui font joyr tous Roys du Benefice
D'heureulx repotz apres guerre effrenée.

Le *quant* pour *quand* n'eſt-il pas bien employé ? & *aornée*
n'eſt-il pas digne d'eſtre mis au rang des *étuiles* & des *édegrez*
du petit peuple de Paris ? Il eſt tout égal au gouſt de ces
beaux Eſprits, qui travaillent ſi heureuſement en Latin,
d'écrire comme faiſoient les Anciens, ou comme l'on écrit
à preſent. *Aulcuns poincts ſur touttes choſes tres neceſſaires à
conſiderer ſur ce paſſaige que à l'heure commença moult fort à plou-
voir ſans ceſſer, de ſorte que n'a eſté poſſible veoir au vif moult de
choſes, &c.* S'il euſt falu s'en tenir à ces manieres d'épaller
ſans y rien changer, il faut avoüer qu'il ne ſeroit pas facile de
défendre la langue Françoiſe pour ſa richeſſe & pour ſa beauté, & tout ce que l'on a dit de ſi avantageux pour le Latin
pourroit ſubſiſter : mais il ne faloit pas prendre ſes meſures
ſur le pied de l'ancien uſage, & beaucoup moins ſoûtenir que
toutes les langues vulgaires & vivantes ſont égales en tout
temps, ſans en excepter aucune. Si la Philoſophie en eſt per-
ſuadée en certain ſens, la Grammaire ne l'eſt pas.

On nous dit encore, que ſi nous ne trouvons pas fort beau
tout ce que nous avons allegué, comme en effet il ne l'eſt pas,
la Poſterité fera le meſme jugement de tout ce que nous
écrivons ; mais qu'il n'en ſera pas ainſi du Latin, qui eſt une
langue éternelle, & qui demeurera toûjours dans ſa perfection.
Sans mentir c'eſt avoir bien peu de délicateſſe dans ſon ſentiment de parler de la ſorte, & ce n'eſt pas auſſi ſans peine
que l'on peut oüir un tel diſcours. Il me ſemble que le R.
Pere Lucas ne va pas juſques-là, & que comme il a beaucoup
de modeſtie, il a auſſi plus de retenuë. Je voudrois neantmoins
qu'un auſſi bel Eſprit que le ſien, ne ſe fuſt point exercé à deffendre publiquement une ſi mauvaiſe cauſe que celle qu'il a
deffenduë pour interdire l'uſage de ſa propre langue, c'eſt à
dire du François, dans les Inſcriptions publiques, & principalement dans celles où il s'agit de la gloire immortelle du
ROY.

Cependant je veux bien dire encore ſur ce ſujet, que ſi l'on
ne parle plus, ou ſi l'on n'eſcrit plus comme on faiſoit dans
l'autre Siécle, & dans le commencement de celui-ci, il ne
faut pas conclure de là qu'il n'y a rien de meilleur à preſent.
Et certes, pour n'écrire plus comme Amiot, ou comme Michel de Montagne, on ne condamne pas pour cela la traduction de Plutarque, ni les Eſſais. On aimera toûjours en
leur genre Jean Juvenal des Urſins, & Philippes de Comines,
parce qu'ils écrivent de bon ſens. Jean du Tillet, Eſtienne
Paſquier, Claude Faulchet, Martin, Guillaume, & Joachim

du Bellai feront auffi-bien lûs, que Blaife de Monluc, & les
Hiftoires du Sire de Joinville, du Maréchal de Boucicaud, &
& du Chevalier Bayard, quoy qu'elles foient écrites en vieux
langage, comme le font auffi celles de Froiffard, d'Enguer-
rand de Monftrelet, de François de Belle-foreft, de Bernard
du Haillan, de Nicole Giles, & de tant d'autres que l'on ne
méprife pas fi fort qu'on les vouluft retirer du rang qu'elles
tiennent dans nos Biblioteques, puis qu'on y garde bien le
Roman de la Rofe, Lancelot du Lac, & les Perce-foreft. Tout
le monde ne fait pas fi peu d'eftat de Ronfard qu'en faifoit
Malherbe. On lira Sigongne, des Portes, Renier, & M.
Bertaud. Tous les gens de bon fens n'abandonneront pas Me-
ziriac & Porcheres, pour n'avoir pas toute la délicateffe imaginable dans leur maniere d'écrire. On fouffrira fans peine le
Marquis d'Urfé, du Roffet, Daudiguier, & Cefar Oudin
pour l'Aftrée, & pour les traductions de l'Ariofte & de Mi-
quel de Cervantes. On n'abyfmera pas les difcours d'Eftat
de Monfieur de Nevers, ni les Dialogues hiftoriques de M.
de Suilli. On verra toûjours avec plaifir l'hiftoire de Bran-
tofme, & les Ambaffades de Paul de Foix, de Monfieur de
Refuge, & de M. du Frefne Canaye. Les difcours Militai-
res de M. de la Noüe feront écoutez. On confervera les
Ecrits des Cardinaux d'Offat & du Perron, auffi-bien que ceux
de Monfieur le Garde des Sceaux du Vair, bien qu'il s'y
rencontre quelque dureté de ftile. C'eft ainfi que parmi les
Latins on a confervé Plaute qui me paroift fi admirable,
quelque jugement peu avantageux qu'il ait plû à Horace d'en
faire dans fon art Poëtique : & l'on gardera toûjours foigneu-
fement les fragments qui nous reftent des Vers & des An-
nales d'Ennius.

Si nous fommes équitables, nous appelleront les chofes
par leur nom, & nous dirons bonnes celles qui le font, & mau-
vaifes celles qui font méchantes; comme nous avoüerons fran-
chement que font infuportables tous les raifonnements de
travers qui choquent perpetuellement le fens commun.

Mais, pourquoy faut-il que vous preniez tant de part en
la défenfe de cette caufe, qu'on diroit, à vous oüir parler,
qu'il n'y a que vous feul en France qui écrive poliment en
langue vulgaire, avec beaucoup de facilité ? Il me femble
qu'il y en a pourtant quelques autres, qui en cela mefme
ne font pas fort éloignez de mon fentiment. Je ne fuis pas
le feul qui écrive en François, fans eftre perfuadé d'ailleurs que
ce foit fi bien que vous le dittes, ni vous n'eftes pas le feul auffi,

qui

qui faffiez peu d'eftat de cette façon d'écrire, parce qu'elle eft vulgaire, & que tout le peuple l'entend: Mais vous pourriez vous paffer de déchirer fi cruellement que vous le faites, la langue dans laquelle vous avez efté élevé. C'eft ce que ce bel Efprit dont j'ai déja parlé, me difoit, il y a quelque-temps, & ce qui luy fut repondu, fans y rien adjoûter davantage, parce qu'on fe leva, & que fe faifant déja tard, on rompit la converfation, pour avoir une épreuve à corriger de ce mefme Ouvrage dont vous avez lû le commencement : & cet honnefte-homme fut prié de ne s'ouvrir pas davantage, parce que l'on vit bien qu'il avoit encore à dire fur ce fujet quelque chofe de défobligeant, fi l'on euft voulu l'écouter, eftant ce jour-là de mauvaife humeur.

Plufieurs fans doute écrivent aujourd'huy poliment en Fran-çois, & il s'en rencontre dans la compagnie du R.P. Lucas: mais le nombre n'en eft pas fi grand que de ceux qui écrivent bien en Latin, quelques-uns defquels font auffi des Vers en la mefme langue, & les font admirablement, tels que ceux que j'ay vûs de ce fçavant homme fous le tiltre de *Geftu & voce*, pour d'écrire deux parties confiderables qui forment un Orateur. Ces vers là mefmes certainement font fi bien tournez, qu'ils auroient efté loüez par les meilleurs Poétes de l'Antiquité : Mais, par mal-heur il n'y a point aujourd'huy de Republique, de Royaume, ni d'Empire qui en puiffent bien juger. Pour moy, autant que je m'y puis connoiftre (& cer-tainement j'en ai leu beaucoup) je les eftime tant, que je me tiendrois glorieux de les avoir faits. Je veux bien que l'on croye auffi que dans tout mon difcours, je n'ai point eu de deffein de déshonorer une langue de qui je penfe avoir ap-pris tant de chofes, & dont j'ai reconnu toutes les beautez dans mes Verfions de quinze Poétes illuftres, & de plufieurs autres Autheurs tels qu'Ammian Marcellin, & ceux de l'hi-ftoire Augufte, fans parler de Cornelius Nepos, de Meffala Corvinus, de Sextus Rufus, & de l'un & de l'autre Victor. Mais j'ai-defiré feulement faire connoiftre que noftre langue ne fe doit point fi fort d'écrier, & qu'elle n'eft peut-eftre point inferieure à la Latine, ayant mefmes certains avantages au deffus d'elle qu'on ne luy fçauroit ofter, fans attenter in-juftement à fon heureufe abondance, & fans violer fa pu-reté. Auffi n'eft-ce que fur le vieux langage, qui n'eftoit pas foûtenu de beaucoup de fens, que tout ce qu'on a prononcé & publié contre-elle s'eft pû faire écouter. D'ailleurs je fuis affeuré que tel, par vanité, donne de grandes loüanges à ces

E

chofes-là qu'il n'entend point du tout : mais qui par là feulement veut faire croire qu'il y fçait beaucoup.

Plufieurs s'imaginent auffi , que moins une chofe eſt entenduë de force gens , & plus elle a de beauté. Delà vient
ce grand raviſſement que donne à fon auditoire un Orateur
qui parle facilement , & d'un ton de voix agreable , bien que
tout fon raifonnement foit entortillé , & que toutes fes manieres de parler foient figurées avec de grands mots , qui le
plus fouvent ne fignifient rien. Le Latin aux Efprits mediocres eſt fort propre à ces chofes-là , & trouve mille moyens
d'embarraffer les penſées de fon Déclamateur , avec de lon-
gues periodes & des interpofitions qui font un fon affez élevé
qui ne luy déplaiſt pas ; mais qui le plus fouvent a befoin de
Commentaires pour eſtre entendu. En ce fens , quand on
veut obfcurcir les matieres , ou qu'on les obfcurcit mal-gré
qu'on en ait , la langue Latine en cela mefme trouve des
Admirateurs. Mais quoy qu'il en foit , le plus grand fervice
qui fe puiſſe rendre fouvent à fa gloire , c'eſt de traduire élegamment beaucoup d'Ouvrages qui fe publient tous les
jours fous cet Idiome , fi l'on veut qu'ils foient entendus.

Si la langue Latine avoit des termes propres pour chaque
chofe , elle n'auroit pas befoin de tant de mots figurez , comme elle en recherche fur toutes les matieres pour les expliquer : & ceux qui difent qu'elle eſt plus fçavante que la
noſtre , ne s'y connoiſſent pas trop : mais il eſt vrai qu'elle
eſt plus entortillée , comme je l'ai déja dit , du moins , felon
noſtre ufage , parce que nous voulons beaucoup de clarté &
de netteté dont elle fe veut paſſer : Et c'eſt ce qui fait auſſi
que les perſonnes de la Cour les plus polies , & qui ne l'i-
gnorent pas , la parlent neantmoins quelquefois fi mal-aifé-
ment.

Monfieur le Prefident de Thou , qui l'efcrivoit fi élegamment avec une facilité incroyable , & qui s'en eſt fi bien fervi
dans les quatre volumes de fon immortelle hiftoire , ne la
parloit pas ainfi. Monfieur le Cardinal du Perron , qui eſtoit
fi fçavant , ne s'en fervoit pas feurement à parler en public :
& pour avoir trop d'élegance & de facilité en François , felon l'ufage de fon temps , il demeuroit court le plus fouvent
dans fon latin , ce que j'ai appris de feu M. Coëffeau qui
l'eſtimoit d'ailleurs infiniment. Michel de Montagne oublia
tout le fien , comme il le dit luy-mefme , quand il prit l'air
du grand monde & qu'il fit fes eſſais. Mais , autre chofe eſt
la facilité de le parler de quelque façon que ce foit, comme

cela se voit communement aux Univerſitez, dans toutes les facultez qui les compoſent, & autre choſe la clarté naturelle qui s'y peut deſirer, avec la grande élegance, qui a eſté le ſujet de tout mon diſcours. Et quand j'ai fait comparaiſon d'une langue avec l'autre, j'ai voulu dire que pour ſe tenir entre elles, lieu de mere & de fille, la Latine ayant engendré la Françoiſe dans la ſuite des Siécles; elles ſe reſſemblent neantmoins ſi peu, qu'il n'y a rien de plus éloigné que leur Conſtruction, leurs Phraſes & leurs manieres de s'exprimer, bien que la mere ait donné à la fille un grand nombre de mots. Toutefois ces mots-là meſmes ont pris d'ailleurs une nouvelle face avec un air nouveau : & cela meſme encore avec tant de varieté, que c'eſt preſque une choſe incroyable. Ce qui fait cette Harmonie ſi excellente dont j'ai parlé avec ſes voix maſculines & feminines, dans une pareille quantité. Ce que n'ont point toutes les autres langues : Et, ce qui n'eſt preſque pas croyable, dans un nombre prodigieux, qui s'admet dans le diſcours, ſelon les diverſes matieres, ſans porter à un autre quelque rime que ce ſoit avec ſes trois ſortes d'é, de l'un deſquels il ſe fait des terminaiſons de plus de deux cent façons, pour former dans la muſique certaines modulations douces, ſi l'on ſçait bien s'en ſervir, ce qu'on ne ſçauroit aſſez admirer. Et c'eſt peut-eſtre de là, que d'un méchant proverbe de la baſſe Latinité, que tout le monde ſçait, on a voulu dire que le langage François a quelque choſe de ſi mélodieux, ayant égard ſans doute à la varieté des terminaiſons de ſes mots, bien qu'il faille avoüer qu'ils fuſſent mal arrangez dans l'ancien uſage, & qu'ils fuſſent encore plus mal choiſis pour faire quelque ouvrage que l'on puſt nommer digne du jour.

Toutes les autres langues ont leur muſique à proportion, il n'en faut pas douter : mais je ne penſe pas qu'il y en ait aucune qui ait porté ſon harmonie ſi avant que la noſtre à cauſe de ſa formation & de la diverſité de ſes Voix, qui entre dans la fin de ſes termes & de toutes ſes periodes, excepté quand elle ſe veut ſervir de ſes rimes dans ſa verſification, & qu'elle s'en ſert ſi heureuſement. Du moins en avons-nous aſſez pour ne nous en plaindre pas, & pour nous faire demeurer d'accord, qu'en cela meſme nous ne ſommes point inferieurs aux Latins. Les Anciens du temps de S. Ambroiſe, & cet Autheur luy-meſme, qui eſtoit Romain, affectoient étrangement de rimer à la fin de leurs periodes.

Le stile de S. Augustin, & de plusieurs autres Peres de l'E-
glise Latine, qui sont venus depuis luy, & qui écrivoient
dans la mesme langue que parloit tout le peuple, à qui l'on
ne vouloit rien cacher des Mysteres sacrez, puisque l'Ecri-
ture sainte leur estoit donnée en langue entenduë, tous ceux-
là, dis-je, jusques au dessous de S. Gregoire n'eussent pas crû
écrire élegamment sans cela. Ce qui a duré plus de trois
cent ans. Mais enfin l'on a rechangé avec une dureté qui n'est
pas imaginable : & l'on a vû que tout cela n'estoit pas meilleur que les rimes dans les Vers Leonins pour la Poësie, où
il n'y avoit pourtant jamais de feminins, comme il en faut de
necessité dans les nostres, pour bien faire, entremeslez alter-
nativement avec les masculins ; ce qui ne se peut faire ainsi
dans toute la Latinité, parce que ce n'est ni de son genie, ni de
sa force, ni de sa capacité. D'où il est arrivé peut-estre que,
pour y réüssir, il a falu tout changer. Cependant les rimes ne
seroient pas moins vicieuses dans nostre Prose, qu'elles sont
belles & necessaires dans nos Vers à cause de la Musique,
pourvû que la Cezure ne rime point avec la fin, dans le goust
des Vers Leonins, qui ont duré si long-temps.

Mais tout cela n'est pas grande chose. Chaque langue, à
le bien prendre, a ses beautez, & la Latine est en possession
d'une gloire qu'on ne luy peut oster. Seulement dirai-je qu'il
n'est pas supportable à un cœur François, de voir que des
François mesmes qui ont de l'esprit deviennent ingenieux à se
détruire eux-mesmes, & qui, pour ne se rien pardonner
voyent des défauts imaginaires dans les Ouvrages de leurs
Amis, ou la sçavante Critique en verroit à peine deux de veritables qui les pust dés-honorer.

Quelqu'un fit dernierement une Version en Vers du Cantique des Cantiques de Salomon : il l'a fit avec soin, & pût
croire, qu'il y avoit quelque chose de bon. Cependant cet
honneste-homme à qui cette piece avoit esté donnée par son
Autheur, faisant semblant dans son remerciment de le plaindre de ce que l'on ne luy faisoit pas tant de justice pour
ses Vers que pour sa Prose, luy dit selon les sentiments de
Messieurs de l'Academie Françoise (sans en nommer aucun)
que l'on trouvoit fort à redire au second Vers de cet Ouvrage, que voici à la suitte du premier, pour ces mots du Cantique. *Osculetur me osculo oris sui*, ce que tout le monde entend assez,

Qu'il me baise toûjours des baisers de sa bouche :
Tous mes sens sont charmez au moment qu'il me touche.

Parce, dit-il, que le sens de ce second Vers n'est pas conte-
nu dans le texte Sacré, & qu'apres tout, pour ne rien diffimu-
ler, on a dit que c'eſtoit une choſe tirée par les cheveux, ou
amenée de trop loin ſur un tel ſujet. N'eſt-ce pas bien s'y connoiſtre ? Et faire grand honneur à Meſſieurs de l'Academie
Françoiſe, qui n'y ont peut-eſtre pas penſé ? Il eſt vrai que le
ſens de ce Vers n'eſt pas en paroles expreſſes dans le livre de
Salomon, en cet endroit là : mais il n'y a rien qui luy ſoit contraire, ni qui n'y ſoit meſme avec toute la proportion de ſens
qui ſe peut imaginer : & la verſion Poëtique dans la contrainte de la verſification, n'y met que ce qui eſt conforme au
ſens, diſant avec une augmentation juſte, ſelon le ſtile des
Hebreux, la meſme choſe que ce que l'on avoit dit dans le
premier verſet, outre que c'eſt une raiſon certaine, dans la
bouche de l'Epouſe, qui parle de la ſorte à ſon Epoux, ſur
ce qu'elle deſire avec tant de paſſion. Cependant quelqu'un
de l'Academie ne l'aprouve pas. Voila un grand malheur : &
c'eſt dont le bon ſens ſe doit mettre fort en peine, puis que
cet homme là meſme n'a point fait de ſcrupule de blaſmer
ces Vers qui ſe liſent incontinent apres pour les raiſons que
je dirai.

Delà vient qu'en tous lieux, les filles ont cheri
Ce nom ſi precieux qui leur eſt favori.
Attirez-moy par tout : faites que je vous ſuive
Sans cela je mourrai : mais faites que je vive.

Parce que le dernier Hemiſtiche n'eſt pas non plus dans le
texte Original. Il eſt encore vrai qu'il n'y eſt pas : mais il y eſt
adjoûté raiſonnablement, avec quelque ſorte de délicateſſe.
Ce qui me fait croire qu'il n'eſt pas poſſible, que quelqu'un
de l'Academie Françoiſe euſt trouvé à redire en ces deux endroits, qu'on a jugé les plus deffectueux de l'ouvrage, parce
qu'il n'y en a pas un ſeul, que je ſçache, qui n'ait acquis de
la reputation pour avoir l'eſprit mieux tourné, ou il faudroit
que de mon coſté j'euſſe entierement perdu le ſens, & que
je n'y entendiſſe rien du tout. Ainſi l'on ſe trouve miſerablement blaſmé pour ce que l'on ozoit eſperer de ſe trouver
loüé.

Un autre que je n'ai pas le bien de conneſtre, & qui ſans
doute eſt l'un de ceux qui donne ſujet de croire qu'il n'eſt pas
d'avis qu'il faille laiſſer le moindre ſoupçon d'équivoque dans
tout ce qu'on écrit. Ce qui montre bien juſques à quel point
de délicateſſe noſtre langue eſt montée, reprit plus judicieu-
ſement, mais peut-eſtre auſſi trop ſcrupuleuſement dans le

E iij

quatriéme chapitre de ce mesme Ouvrage du Cantique, le second Vers de ceux que je vais raporter, comme si l'Autheur de cette piece euſt mis de l'écarlatte aux yeux de l'Epouſe, ce qui ne l'euſt pas renduë plus belle, à quoy il n'avoit pas ſongé. Cependant il crût que tout le reſte eſtoit aſſez paſſable : & pour moy je ſuis perſuadé qu'il n'eſtoit pas trop facile à tourner de la façon que vous le lirez, ſi vous en voulez prendre la peine.

Vos lévres, où l'on voit que la rougeur éclate,
Font une bandelette, à nos yeux, d'écarlate.
Parmi tant de beautez, voſtre entretien eſt doux,
Et rien n'eſt comparable à l'air qui vient de vous.
En quartier de Grenade, où la pudeur ſe joüe,
Voſtre taint nompareil brille ſur voſtre joüe.
Voſtre Col eſt ainſi que la Tour du grand Roy,
Qui la baſtit ſi bien dans ſon Royal employ,
A Boſſages formée, où pendent pour ſa gloire,
Tant de mille Boucliers, monuments de Victoire,
Où ſont tant d'Ecuſſons de ſes Guerriers vaillants
Employez par David, glorieux Aſſaillants.

Ce fut avec une égale ſeverité que dans un remercîment de Livre, on reprit, il n'y a pas long-temps encore au nom de quelques uns de l'Académie Françoiſe, qu'on ne voulut point nommer, la traduction de ce Vers de la premiere Epigramme de Catulle.

Quoi dono lepidum novum libellum ?
Lequel avoit eſté ainſi rendu.

A qui mon petit Livre (avec ſa nouveauté)
Donnerai-je aujourd'huy, s'il a quelque beauté ?

Sans mentir, il faut bien que les vuës des hommes ſoient differentes. Cependant, comme il eſt certain que la verité eſt toûjours une, il eſt neceſſaire que quelqu'un ſe trompe de quelque coſté que ce ſoit. C'eſt auſſi dont j'ai bien voulu faire juge le R. Pere Lucas, & quiconque ſe voudra donner la peine de lire & de conſiderer ces conſiderations, qui ſont peut-eſtre trop étenduës, & que j'ai pouſſées plus loin que je ne penſois avec cette rapidité que force gens ſçavent que j'écris preſque toutes les choſes que je conſigne ſur le papier.

F I N.

Le 17. de Juillet 1677.

M. de M A R O L L E S Abbé de Villeloin.

Quelques Epigrammes pour le R O Y , qui ne sont pas
si bien ailleurs qu'elles sont ici.

I.

QVE dirois-je du R O Y ? Ce Prince incomparable ,
Si j'ozois en parler , nous meneroit bien loin.
Sa Sagesse est profonde , il nous donne son soin :
Et , comme il se regarde , il se rend admirable.

I I.

Tout le monde le sçait , sans qu'un homme ordinaire ,
S'efforce de dépeindre en beaux Vers son grand cœur ;
Il fait assez sentir , qu'il est par tout Vainqueur :
Son Regne est florissant , essayons de luy plaire.

I I I.

N'est-il pas de nos Iours , le Heros invincible ?
Il est des beaux Esprits , le soûtien glorieux :
Il est leur Protecteur , ses dons sont précieux :
Mais , comme il est aimable , il est aussi terrible.

I V.

HENRY quatre rendit la paix à son Royaume ,
On en avoit besoin ; mais rien n'estoit gasté ,
Quand de chaque Parti , le repos fut osté :
Elle fut de durée , & non point en fantosme.

V.

LOUYS treize son fils l'eut pendant son Enfance ;
Puis elle fut troublée en sa Majorité ,
Par une faction qui l'avoit irrité ,
Ainsi de l'un à l'autre on broüilla tout en France.

V I.

Cependant la Iustice accompagna ce Prince :
Il rétablit le calme apres de longs travaux.
La Rochelle vaincuë arresta bien des maux ,
Et son grand nom fut craint de Province en Province.

V I I.

Entre mille Combats , il gagna la Victoire ,
Il en fut couronné : mais son F I L S qui voit tous ,
D'une invincible ardeur , met les choses à bout :
Et , pour nous affermir , il se comble de gloire.

[...] fait [...]
Ie l'ay fait de grand cœur, sans y rien adjouster.
L'excez est vicieux, facile à surmonter,
La Majesté des Roys aime la temperance.

IX.

Si l'on veut égaler la hauteur de leur teste,
Vn stile trop enflé n'y parviendra jamais.
Le stile serieux doit entrer au Palais,
Quand il faut celebrer quelque illustre conqueste.

X.

LOUYS Victorieux des Provinces Belgiques,
Exige de nos cœurs un souverain respect.
Nous n'en devons rien dire aussi qui soit suspect :
Mais, attendons pour luy des Couronnes Civiques.

XI.

Qu'il soit toûjours heureux, que le Ciel le benisse :
Qu'il augmente sa gloire & sa prosperité :
Qu'il redonne la paix & la tranquilité :
Et que son grand éclat nul de nous n'éblouïsse.

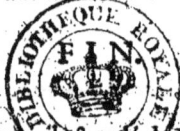

FIN.

Dans le Livre de la Cour, il est parlé de Monseigneur le Daufin, de
Monsieur, Duc d'Orleans, de Monsieur le Prince, de Monsieur le Duc,
& de tous les Princes & grands du Royaume, qui ont vescu depuis 1600.

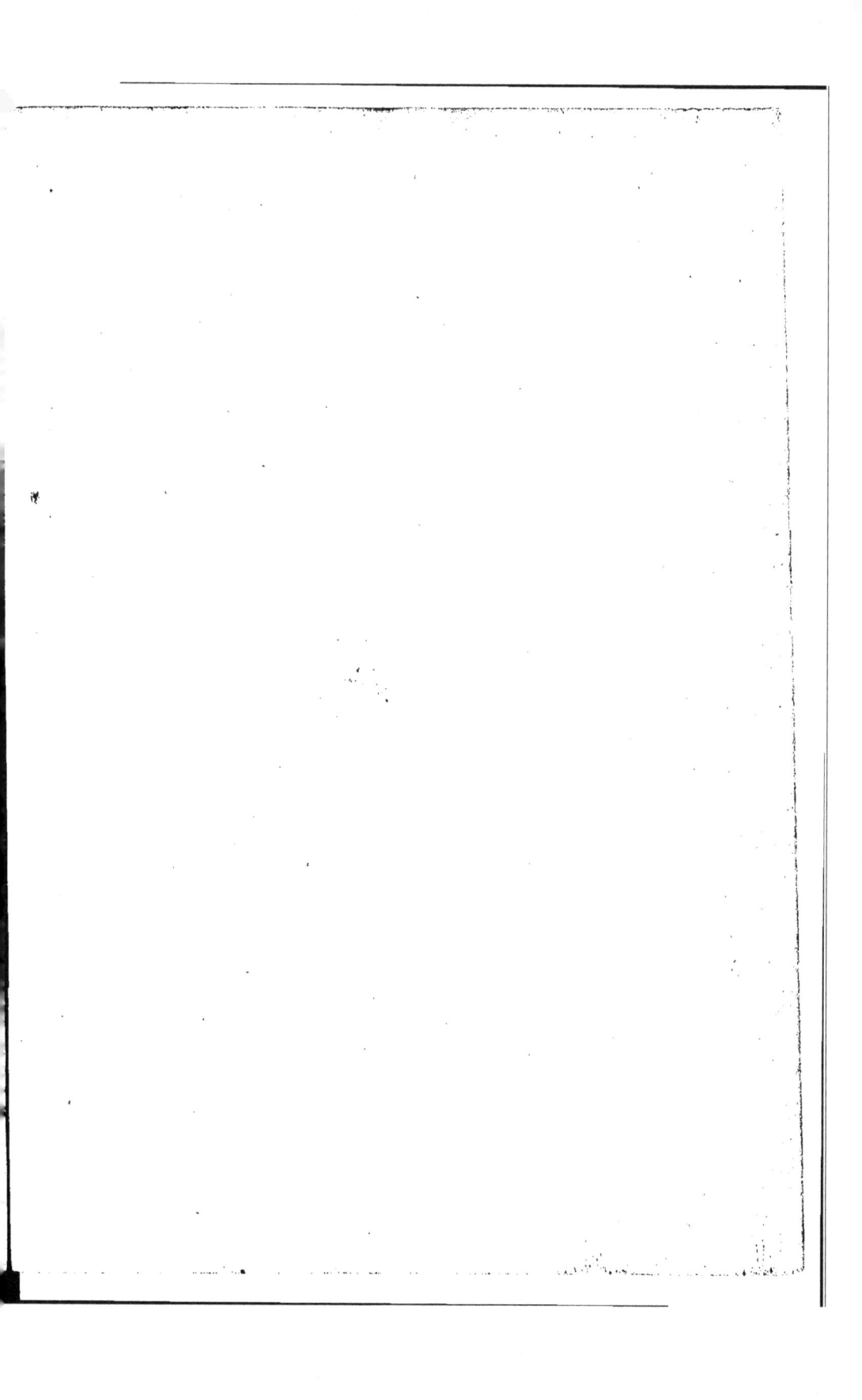

www.ingramcontent.com/pod-product-compliance
Lightning Source LLC
Chambersburg PA
CBHW071439200326
41520CB00014B/3747